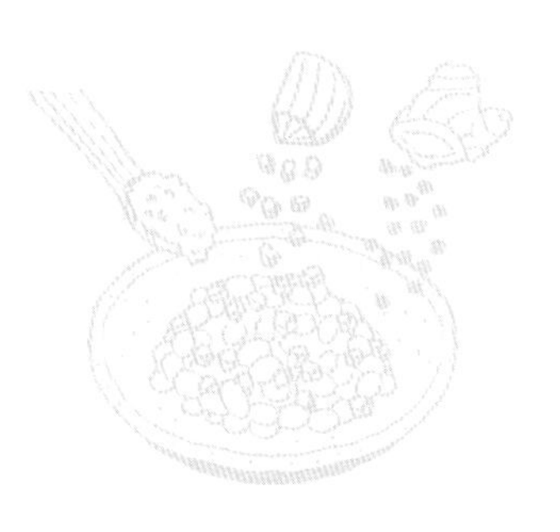

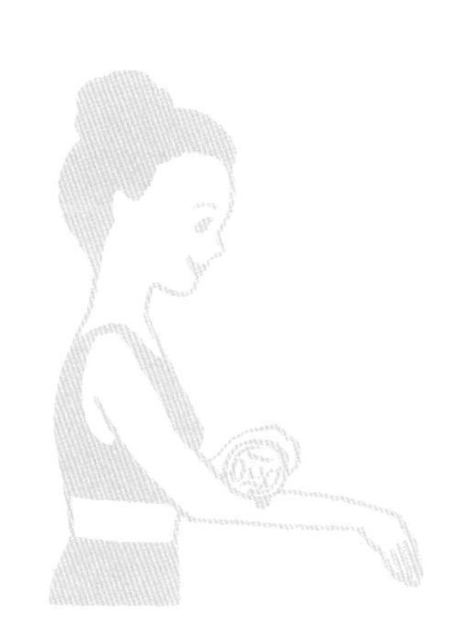

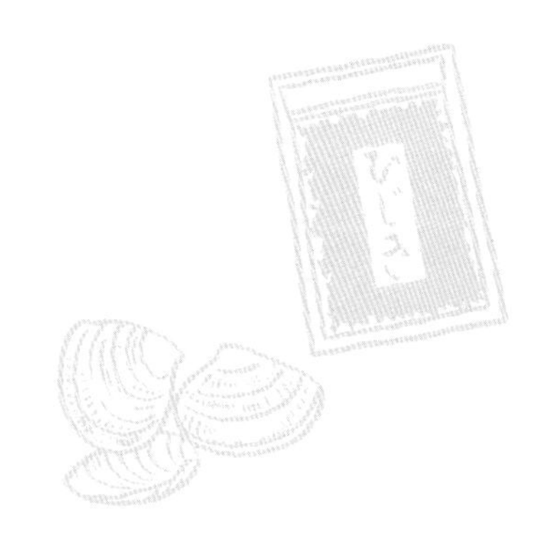

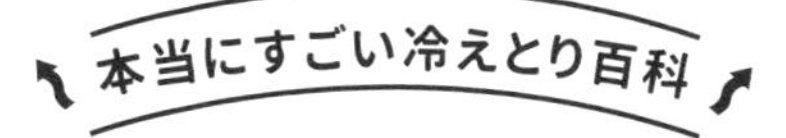

祛寒治百病

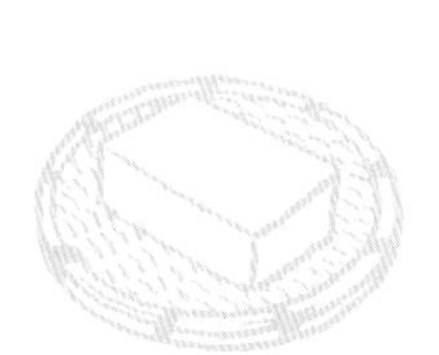

ORANGE PAGE 著 ／ 中醫博士 **張維新** 審定推薦 ／ **婁美蓮** 譯

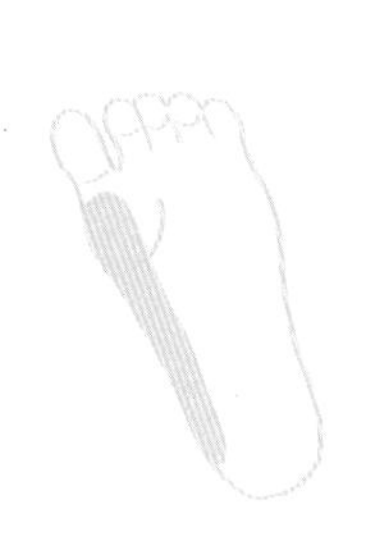

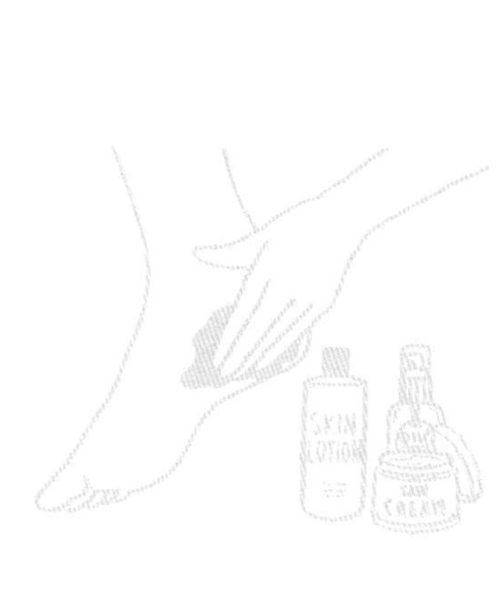

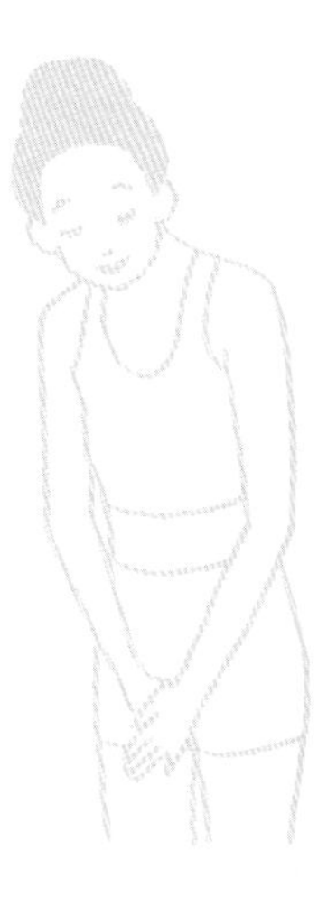

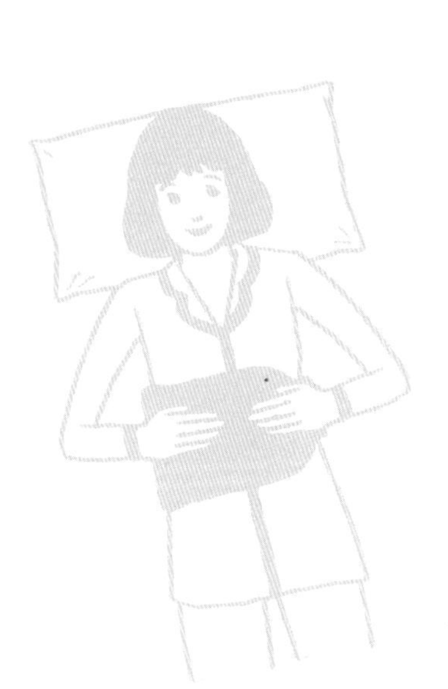

前言

「手腳冰冷」「冷到睡不著」，出現上述自覺症狀的體寒就不用說了，肩頸僵硬、頭痛、生理痛等，讓女性困擾不已的諸多不適，都跟「體質虛寒」有很大的關係。

身體寒冷的話，血流就會停滯，造成器官功能不彰，引發各種不適症狀。

血流（血液循環）也負責把運動或吃飯所產生的熱能送至全身，當體寒、血液循環不好時，熱能就無法抵達身體各個角落。

換句話說，身體越寒冷，人的毛病就越多，不小心就會陷入「體寒的惡性循環」。

不會吧？好可怕！想要擺脫體寒症，必須徹底改變生活習慣！

平常就要注重運動、飲食等各方面，並徹底實踐祛寒要訣，讓身體習慣性地溫暖起來。

《身體的書》（からだの本）雜誌一向致力於提供女性健康、美麗的資訊，這本書收錄了該雜誌16年來刊登的所有關於祛寒智慧的結晶。以33名醫生與專家的經驗，以及3個機構的研究成果為基礎，從「運動與伸展」「按摩與血液循環」「飲食」「衣著」「睡眠」等5個方向徹底探討，網羅了73個祛寒妙招，全是簡單易懂、輕鬆就可做到的方法。

不僅如此，更收錄了女性關注的「子宮照護」和「心情照護」。

乍看之下好像很繁雜，其實是全方位探討祛寒方法。

如果你也有體寒困擾，本書可說是無所不包，絕對值得你信賴。

衷心希望這本書能幫助到你，讓你的身體、心靈都溫暖起來。

立即見效的10個祛寒妙招

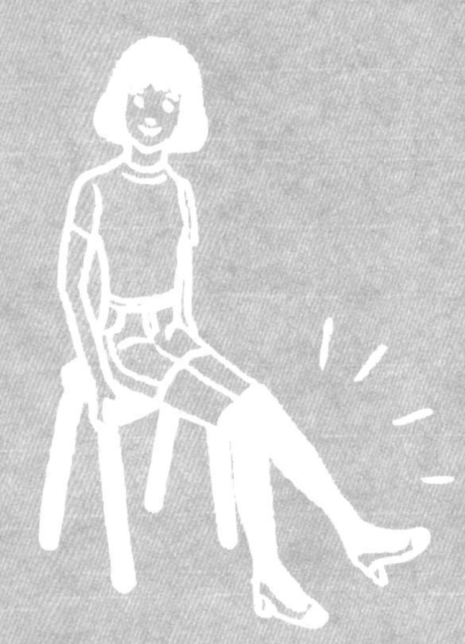

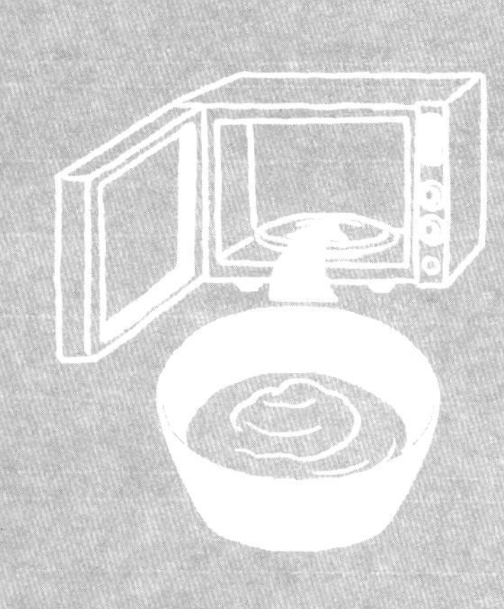

「想要馬上就溫暖起來。」這樣的你一定要看！
在此先預告幾個書中會出現的祛寒妙招。
簡簡單單便可做到，請從感興趣的著手。

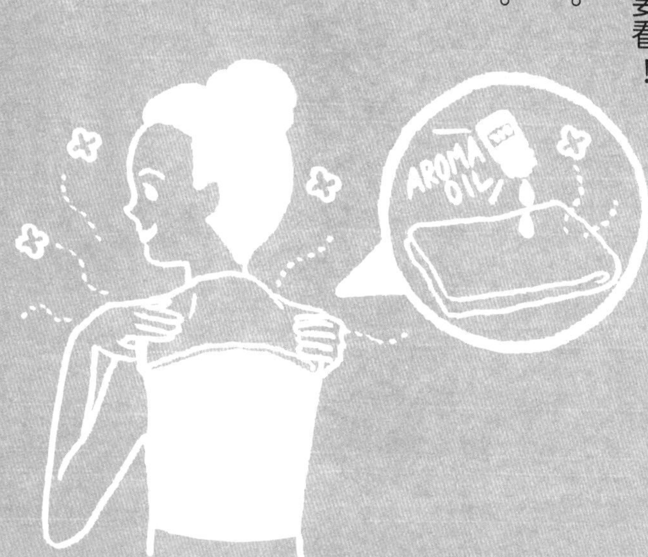

立即祛寒法

1

翹起腳尖站立，深蹲10次

此運動會活動到面積大的「背面肌」，並刺激大血管匯集的鼠蹊部，以及平時幾乎用不到的骨盆周圍深層肌肉群，光做10下就會流汗，暖身效果超級棒！

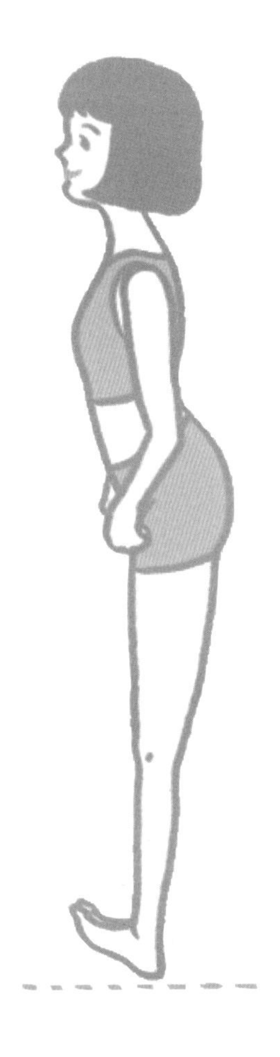

詳見 P.36
鍛鍊背面肌的「翹腳尖深蹲」

立即祛寒法 2

捏住左手中指，左右旋轉

手指跟身體各部位緊密相連，刺激對應到脊椎的中指，會反應在自律神經上，而促進內臟功能與血液循環。

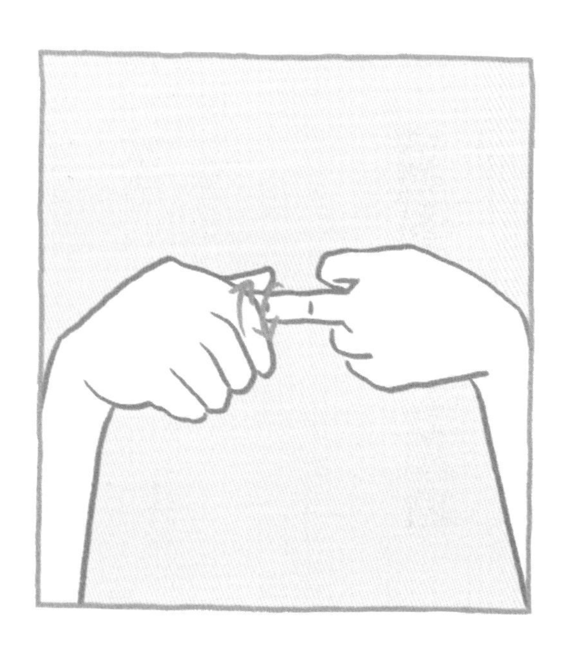

詳見 P.58
改善血液循環的「手指瑜珈」

立即
祛寒法
3

用肉桂泡澡

肉桂具有改善血液循環、發汗的效用，泡澡時加2、3匙可促進血行，也可提高熱水的熱傳導率，更有效率地趕走寒冷。

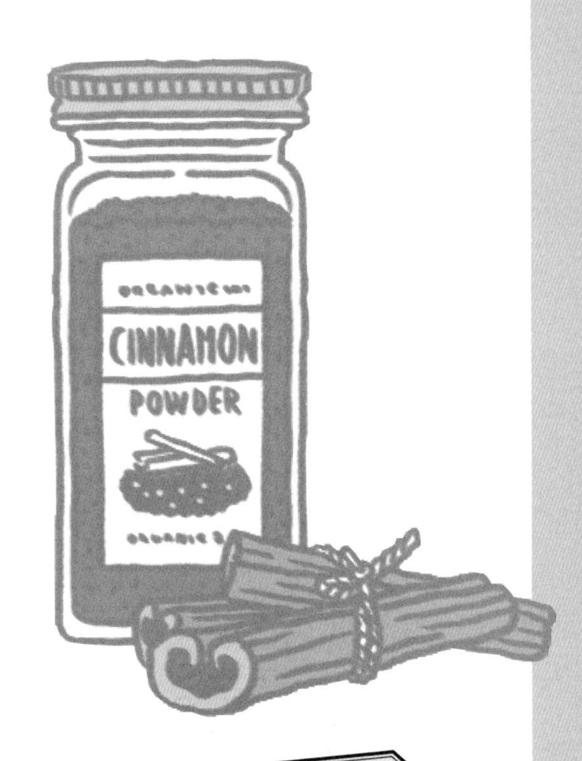

詳見 P.64
在洗澡水裡加「入浴劑」

立即祛寒法 4

用濕熱毛巾敷脖子

熱最容易從脖子後的皮膚進入體內，而且比起只用乾熱的熱水袋、暖暖包摀著，熱濕毛巾的蒸氣傳熱範圍更深更廣，用這個方法連指尖都能很快變暖。

詳見 P.68
用蒸氣「熱敷脖子」保暖效果更好

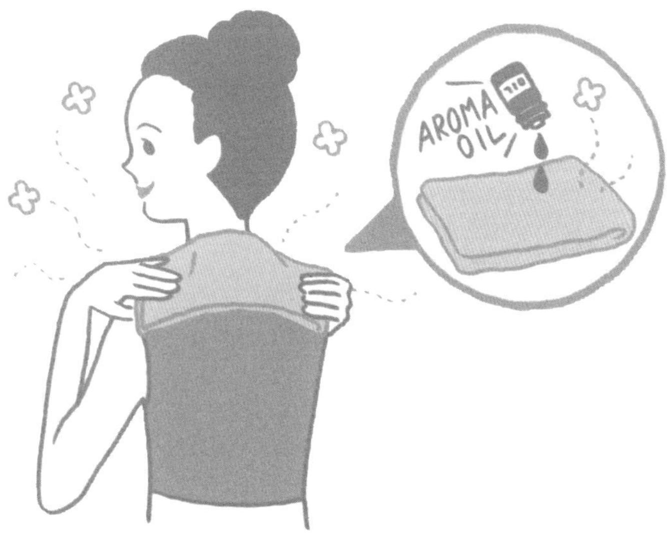

立即
祛寒法
5

喝熱水沖泡的「柴魚味噌湯」

柴魚富含蛋白質、鐵質、維生素B群等能祛寒的營養素，味噌裡也含有產熱原料大豆蛋白，這道只須用熱水泡開的暖身料理，一年四季都少不了它。

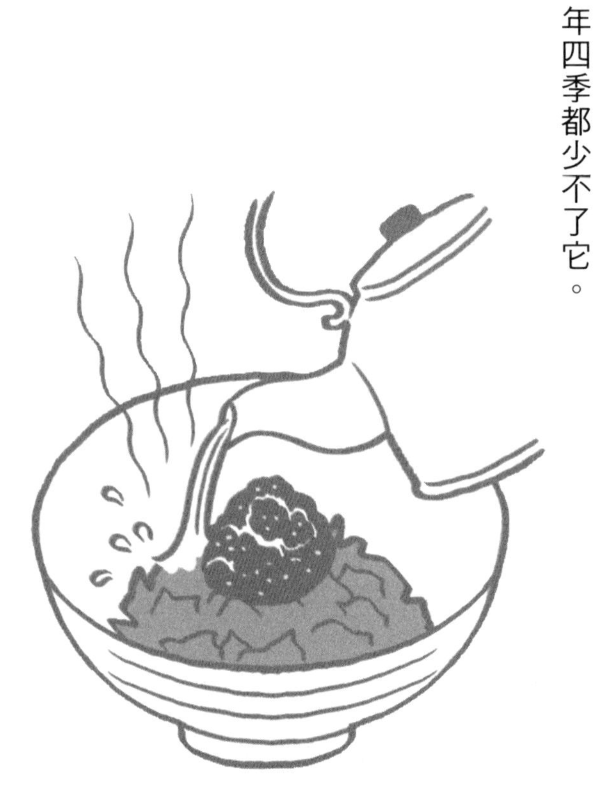

詳見 P.96
夏天怕冷就喝「柴魚味噌湯」

立即
祛寒法
6

零食改吃「果乾」

鳳梨、芒果等熱帶水果為「陰性」食物，直接吃會讓身體變冷，做成果乾就OK，而且做成果乾後鐵質含量更高，反而變身為暖身食物了！

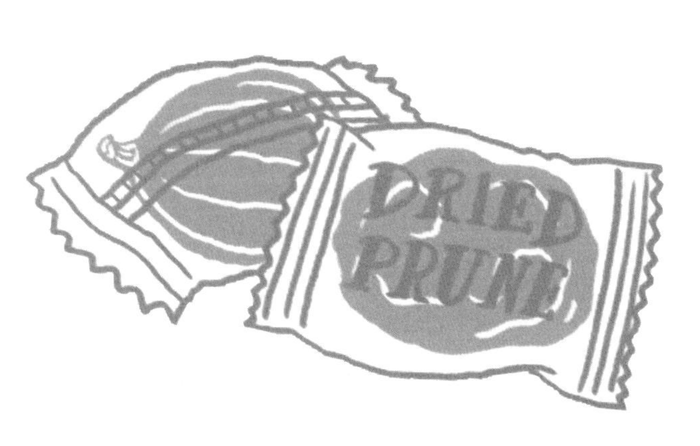

詳見 P.98
零食改吃「堅果或果乾」

立即
祛寒法
7

優格微波加熱30～40秒再吃

溫優格是「暖腸食物」，能使乳酸菌徹底發揮調整腸道環境的能力，讓提供熱能的營養素確實被吸收，讓神經傳導物質血清素分泌正常，進而改善血液循環。

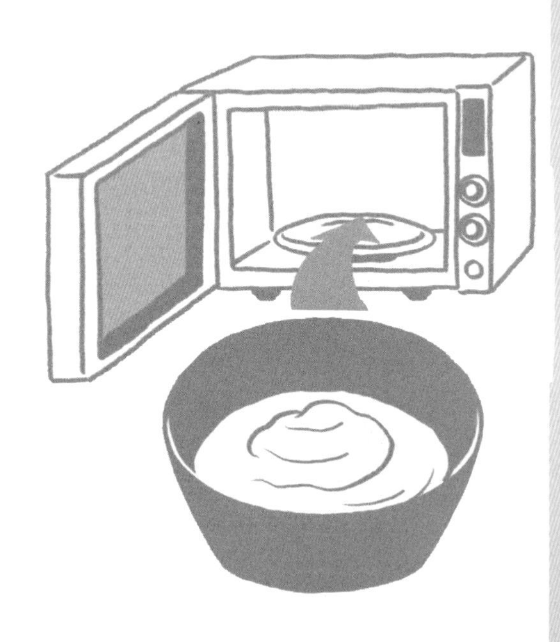

詳見 P.106
利用「溫優格」調整腸道環境

立即祛寒法 8

就算穿的是跟鞋，也要穿襪子

腳趾和腳踝是最容易感到冷的部位，一旦腳把變冷的血液送到全身，身體就會更冷。怕冷的人尤其要留意腳踝、腳尖的保暖，外出時請盡可能穿上襪子。

詳見 P.123
夏天穿鞋也一定要穿襪子

立即祛寒法 9

起床前，先雙手合十將掌心搓熱

早晨體溫是一日最低，而體質偏寒者在睡時降下的體溫特別不易回升。起床前先在被窩裡輕輕搓手，有助血液循環與代謝，讓你一整天身體都暖呼呼的。

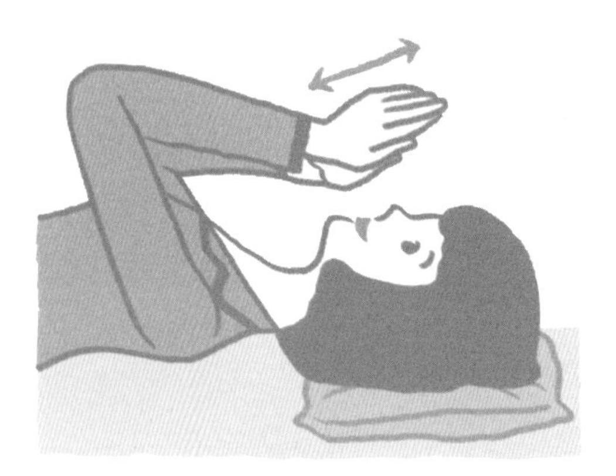

詳見 P.134
「晨起按摩」讓你神清氣爽地起床

立即
祛寒法
10

腹部用力，笑出聲音來

大聲笑會運用到全身肌肉，進而讓血流、能量運行通暢，讓身體溫暖起來，連帶消除內心寒冷。

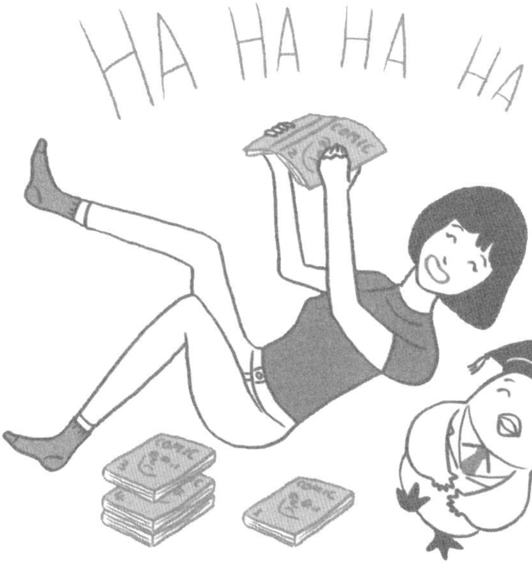

HA HA HA HA

詳見 P.175
「大聲笑」帶動血流與能量

Contents

4章

保暖重點部位的穿衣術

祛寒要訣 4

5章

良好睡眠維持體溫調節功能

祛寒要訣 5

6章 改善體寒和婦科病的子宮照護 146

女人須知！子宮祛寒

7章 讓精神充滿能量的心情照護

序章

女性天敵「體寒症」的形成原因

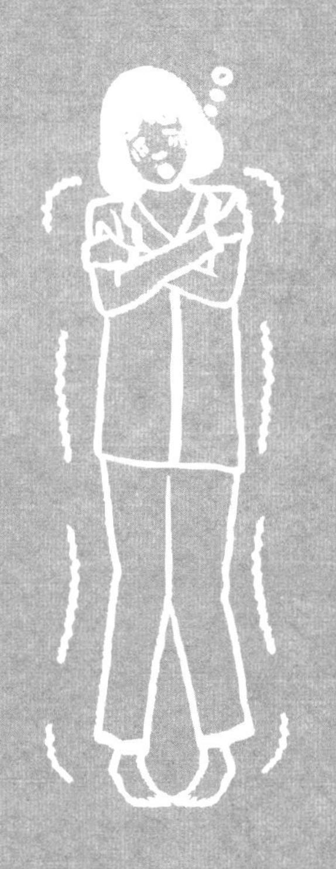

體寒會使血液循環變差，
引發肩頸僵硬、頭痛、失眠、生理痛、肥胖等不適，
簡直是萬病之源。
先來了解體寒症是怎麼產生的，
再設法徹底解決吧！

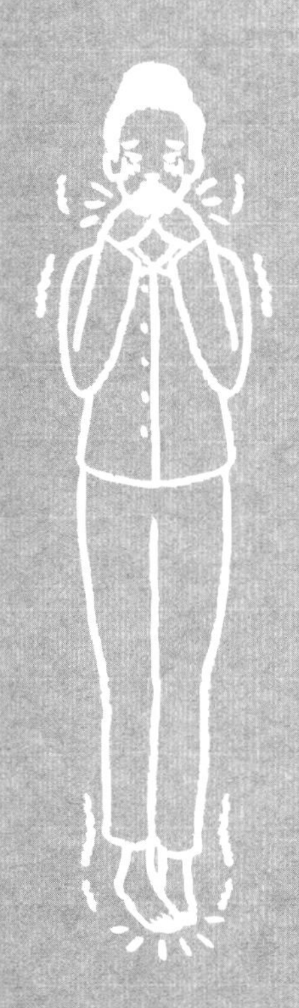

體寒的發生原理

人體藉由飲食或運動產生熱能，這個熱能會隨著血液流至全身，這也是不管氣溫多少，我們的體溫始終保持在37℃左右的原因。

然而，當熱能無法充分製造，或無法順利運送到身體各個角落時，這個運作機制便會遭到破壞，導致體內熱能分布不均的「體寒症」，結果就是血液循環變差，體寒現象進一步擴展到全身。

體寒的可怕之處在於會使血液循環變差、各器官功能低下，引發全身不適的連鎖效應，倦怠感、皮膚粗糙、失眠、消化力下降、肥胖、不孕等便隨之來報到。

體寒的原因除了體質和年紀增長之外，生活習慣、壓力、運動不足的影響更大！讓我們藉由簡單的運動或按摩、注重飲食和穿著等，把恐怖的寒冷趕出體外吧！

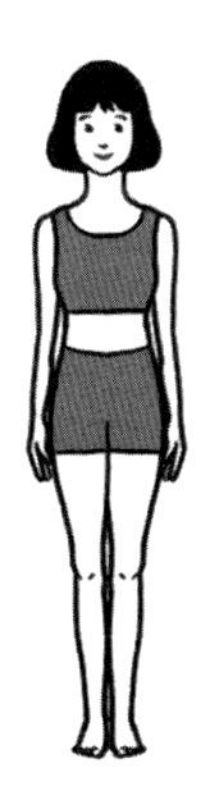

擊退體寒的關鍵字

KEYWORD 1

肌肉

人體的熱有四成由肌肉製造，此外，腿的肌肉可謂人體的第二心臟，負責把從心臟流出的血液送至全身。運動和伸展可提高肌力，產生熱能，讓全身都溫暖起來。

→1章　運動和伸展提升身體發熱力（P.32～）

KEYWORD 2

血流

熱能是隨著血液被送至全身，因此，促進血液循環可說是祛寒的根本。可按摩手指、腳趾等血流容易阻滯的部位使其放鬆，也可泡澡來改善血液循環。

→2章　按摩和促進血液循環（P.52～）

KEYWORD 3

熱源

人體藉由吸收、代謝食物中所含的營養素來產生熱能，請熟知可成為熱源的營養素，以及讓身體溫暖的食材，多方、積極地攝取吧！

→3章　打造發熱體質的飲食法（P.82～）

KEYWORD 4

汗冷

因為怕冷拚命添衣服，結果反而流太多汗，使得身體更冷，稱為「汗冷」。不要一味添加衣物，應該配合體感溫度，適時地穿脫、調整才是。

→4章　保暖重點部位的穿衣術（P.110～）

KEYWORD 5

自律神經

自律神經分為可調節體溫的「交感神經」，以及可促進血流的「副交感神經」。睡眠品質不良會使自律神經失調，引發體寒。藉由改善睡眠環境和運動可提升睡眠品質。

→5章　良好睡眠維持體溫調節功能（P.124～）

心理的冷和身體的冷息息相關！

心情不好、壓力大的時候，自律神經就會失調，血液循環變差，身體也就跟著變得寒冷。建議嘗試呼吸法、按壓穴道或轉換心念，把溫暖注入心房吧！

→7章　讓精神充滿能量的心情照護（P.166～）

女人不可輕忽的子宮虛寒

體寒會讓骨盆內的血流阻滯，使子宮、卵巢功能低下，而引發生理痛、經期不順等毛病。飲食和伸展有助改善子宮、卵巢的血液循環，讓它們確實溫暖起來。

→6章　改善體寒和婦科病的子宮照護（P.146～）

關於「體寒」的十大驚人事實

1 骨盆歪斜容易造成體寒!?

骨盆會隨著月經週期或一整天的作息而開合。照理說，白天時骨盆是閉合的，這可使自律神經中負責活絡身體、應付緊急狀況的「交感神經」動起來，體溫自然也就升高了。

然而，生活習慣不好或姿勢不良造成的骨盆歪斜，會打亂這開合的機制，交感神經無法好好運作，體寒就發生了。

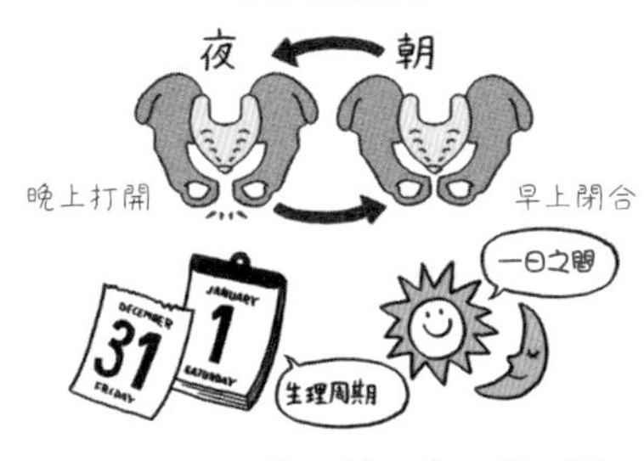

詳見
P.46

2 體寒的真正原因是「幽靈血管」!?

人體布滿了血管，血液通過血管的同時，也會順便把熱和物質運送到身體各個角落。

事實上，這些血管99%都是從大血管分叉出去的微血管，微血管受損，血液便不能流通，變成徒有血管形式、卻無血管功能的「幽靈血管」。

血管幽靈化會使血流受阻、熱能無法運送出去，更嚴重的，連跟它相接的大血管循環都會變差，引發全身性體寒。

幽靈血管

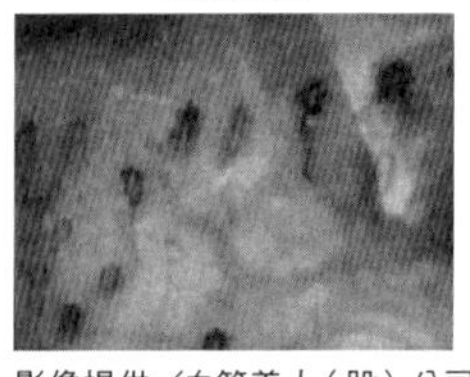

健康的微血管

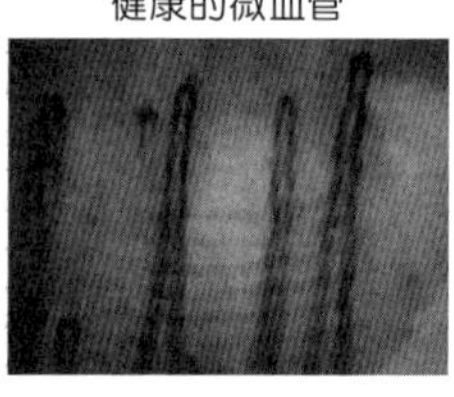

影像提供／血管美人（股）公司

詳見
P.56

3 角質太厚，腳會越來越冷!?

說到冬天的煩惱，莫過於皮膚粗糙和手腳冰冷了。你知道嗎?這兩大煩惱其實互有關聯。

皮膚粗糙是因為角質太厚，而角質說白了就是「死掉的細胞」。角質裡沒有血管，自然不會有血液和熱運送到此。

再者，角質太厚時，就像強效隔熱板一樣，會阻隔體外的熱，不管你是穿襪子，還是用熱水袋，都無法發揮保暖效果。

換句話說，去除多餘角質，做好角質護理，是解決手腳冰冷的好方法！這樣不但血液可抵達身體末梢，外面的熱也比較容易進來。

詳見P.80

4 薑煮熟吃，暖身效果多10倍!?

薑含有兩大溫暖成分，一是生薑裡含量較多的薑油（Gingerol），二是暖身效果更佳的薑烯酚（Shogaol）。

把薑煮熟後，薑油會變成薑烯酚，含量立即增加了10倍。把煮熟的薑以熱水沖泡喝下，藉由熱像儀可發現，飲用薑湯後的體溫會明顯改變，連手指都變溫暖了。

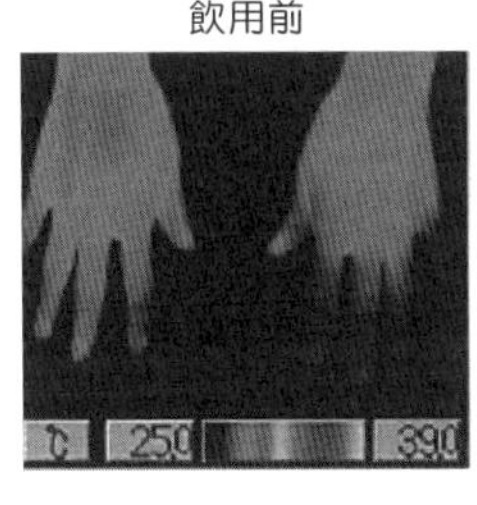

詳見P.94

5 咀嚼能促進血液循環!?

我們體內的熱是藉由吸收、代謝食物所含醣類、脂質、蛋白質等作為「熱源」的營養素而產生。細嚼慢嚥，使唾液裡的消化酵素和食物充分混合，不但可大幅提高營養素的吸收率，也能讓身體更容易產生熱能。

此外，咀嚼時，「太陽穴」會跟著下巴一起動，太陽穴下方連著頭部的肌肉，經常活動這塊肌肉，能促進包含腦在內的整個頭部的血液循環。血液循環變好了，腦的機能也跟著提升，負責調節體溫、促進血流的自律神經能正常運作，全身自然溫暖起來。

詳見 P.102

6 吃太飽會讓身體變冷!?

人體的熱有40％是經由日常生活中活動肌肉產生的，這個熱會隨著血液運送至全身，讓身體溫暖起來。

然而，吃太飽時，為了消化，血液會集中在腸胃，而使肌肉無法得到充分的血液，身體便會變冷。

此外，吃太多時，消化不了的脂肪或醣類會積存在血液裡，乳酸或尿酸等老廢物質也會增加，血液流動就沒那麼順暢了。如前所述，血液循環不好是體寒的原因。

應避免吃太飽，血液才能充分運送到肌肉，血流也會比較順暢，體寒情況自然就改善了。

詳見 P.104

7 腸道不健康 易得體寒症!?

生活習慣不良導致腸道環境惡化，「腸子一直不好」，於是無法分泌「血清素」，體寒症就上身了。

血清素是一種神經傳導物質，能讓人心情平靜、產生愉悅感受，而它有95%是腸道黏膜分泌的。腸子不好會讓血清素分泌減少，導致情緒不穩定，睡眠品質也變差，接著就是自律神經失調，血液循環不良，畏寒症狀擴展到全身。

所以，調整腸道環境，是對付體寒的好方法之一。

詳見 P.106

8 穿越多 反而越冷!?

天冷時，我們習慣穿著厚重的衣服，卻往往穿得太多，悶出一身汗。隨著汗漸漸地變冷，體溫也跟著流失，引發所謂的「汗冷」現象。

此外，為了禦寒而穿著束腹或褲襪，把自己包得密不透風，或穿著很緊的靴子、牛仔褲，都會使得血液不流通，阻礙體內熱能的運送。

因此，應該配合自己的體感溫度，適時調整穿著，這樣才是真正做到了「暖時尚」。

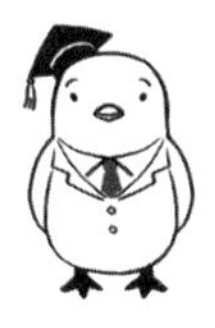

詳見 P.112

9

體溫太低容易不孕!?

體溫維持在36.5℃以上能使血流順暢，骨盆腔內的血液循環良好，而使女性荷爾蒙正常分泌，進而順利排卵。

相對地，當體溫低的時候，溫暖的血液無法送至骨盆，會導致子宮和卵巢的機能也跟著低下。當子宮內膜不夠溫暖、不夠柔軟時，經期不順、排卵障礙等毛病便很容易產生。

此外，女性的體溫之所以在排卵後會上升，是因為免疫細胞為保護卵子免受外敵入侵而提高警戒的緣故。換句話說，基礎體溫維持在36.5℃以上是提高懷孕能力的關鍵。

詳見 P.148

10

憂鬱都是身體虛寒害的!?

東方醫學講究身心合一，認為維持身體和心靈健康的能量是一樣的。

身體虛寒，血液循環不良，會使身、心兩方面都得不到充分能量，於是焦慮不安、灰心沮喪，心也處於冰冷狀態。

箇中因果至今尚未完全解開，但臨床上已普遍認同身體的冷會影響到心理。事實證明，有憂鬱症等心理困擾的人，不可思議地，其手腳和肚子大多是冰冷的。

詳見 P.168

本書使用方法

為了幫助有體寒困擾的女性，本書收錄了各種祛寒技巧。
除了對抗體寒不可或缺的「運動 & 伸展」「按摩 & 血管保養」「飲食」「穿衣術」「睡眠」之外，
還加上女性必須注重的「子宮」與「心情」照護。你不必做到十全十美，
只要選擇自己感興趣的、看起來比較容易的開始實踐，就此展開祛寒的健康生活吧！

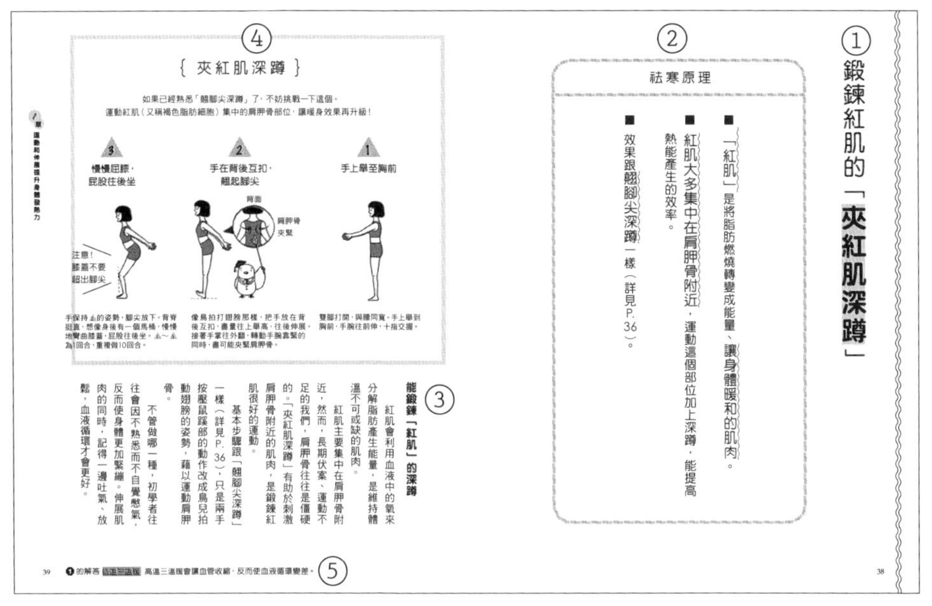
①
鍛鍊紅肌的「夾紅肌深蹲」

②
祛寒原理

■「紅肌」是將脂肪燃燒轉變成能量、讓身體暖和的肌肉。

■紅肌大多集中在肩胛骨附近，運動這個部位加上深蹲，能提高熱能產生的效率。

■效果跟翹腳尖深蹲一樣（詳見P.36）。

38

③
能鍛鍊「紅肌」的深蹲

紅肌會利用血液中的氧來分解脂肪產生能量，是維持體溫不可或缺的肌肉。

紅肌主要集中在肩胛骨附近，然而，長期伏案、運動不足的我們，肩胛骨往往是僵硬的。「夾紅肌深蹲」有助於刺激肩胛骨附近的肌肉，是鍛鍊紅肌很好的運動。

基本步驟跟「翹腳尖深蹲」一樣（詳見P.36），只是兩手按壓鼠蹊部的動作改成鳥兒拍動翅膀的姿勢，藉以運動肩胛骨。

不管做哪一種，初學者往往會因不熟悉而不自覺憋氣，反而使身體更加緊繃。伸展肌肉的同時，記得一邊吐氣、放鬆，血液循環才會更好。

④
{ 夾紅肌深蹲 }

如果已經熟悉「翹腳尖深蹲」了，不妨挑戰一下這個。
運動紅肌（又稱褐色脂肪細胞）集中的肩胛骨部位，讓暖身效果再升級！

1 手上舉至胸前

雙腳打開，與腰同寬。手上舉到胸前，手腕往前伸，十指交握。

2 手在背後互扣，翹起腳尖

背面
肩胛骨夾緊

像鳥拍打翅膀那樣，把手放在背後互扣，盡量往上舉高、往後伸展。接著手掌往外翻，轉動手腕靠緊的同時，盡可能夾緊肩胛骨。

3 慢慢屈膝，屁股往後坐

注意！膝蓋不要超出腳尖

手保持2的姿勢，腳尖放下。背脊挺直，想像身後有一個馬桶，慢慢地彎曲膝蓋，屁股往後坐。1～3為1回合，重複做10回合。

1章 運動和伸展提升身體發熱力

39 ❶的解答 低溫三溫暖 高溫三溫暖會讓血管收縮，反而使血液循環變差。
⑤

④ How to

利用插圖，淺顯易懂地說明運動或按摩的步驟、穴道位置等。

⑤ 祛寒益智問答

把跟祛寒有關、出人意表的有趣事實，以二選一的方式提問：你覺得哪個才是對的？請思考後再作答。

① 祛寒技巧

哪些方法可以祛寒？清楚揭示，簡單明瞭。

② 祛寒原理

各種祛寒法為什麼有效？條列式說明重點。

③ 祛寒理論

祛寒技巧與體溫升高之間有何關聯？針對理論，詳加闡釋。

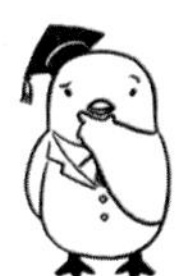

實踐注意事項

本書內容經過 33 名專家和三大機構監修，他們本著自己的經驗和研究，為讀者介紹預防、改善體寒的良方妙策。效果如何因人而異，也可能因為體質而不適合實行。建議你一有不對勁就立刻停止，並詢問家庭醫生，此外，懷孕、就診中的婦女也請諮詢醫師後再進行。

1 章

運動和伸展

提升身體發熱力

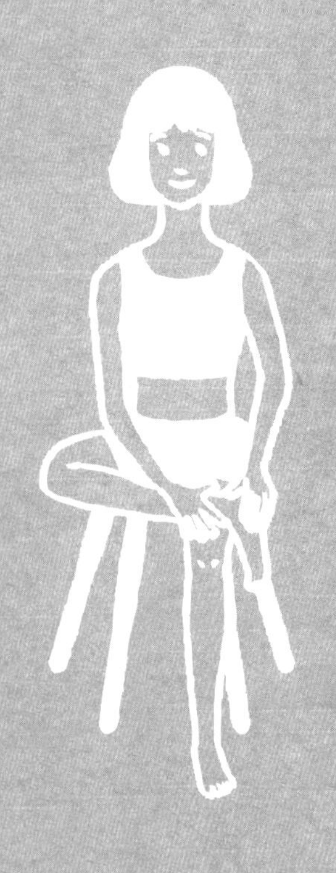

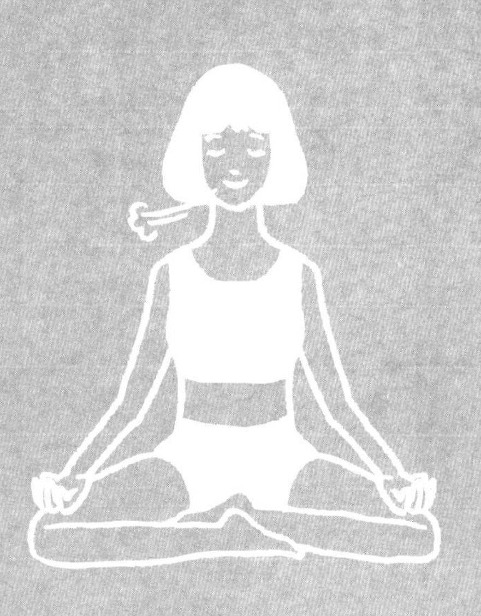

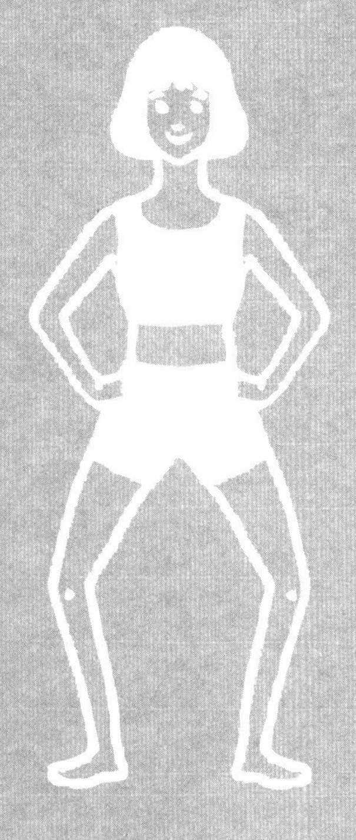

肌肉是身體的發熱裝置，
運動可鍛鍊肌肉，
藉由伸展消除肌肉的緊繃及僵硬，
熱能就能源源不絕地製造出來。
先從輕鬆簡單的動作做起。
重點在於養成習慣，讓身體經常活動。

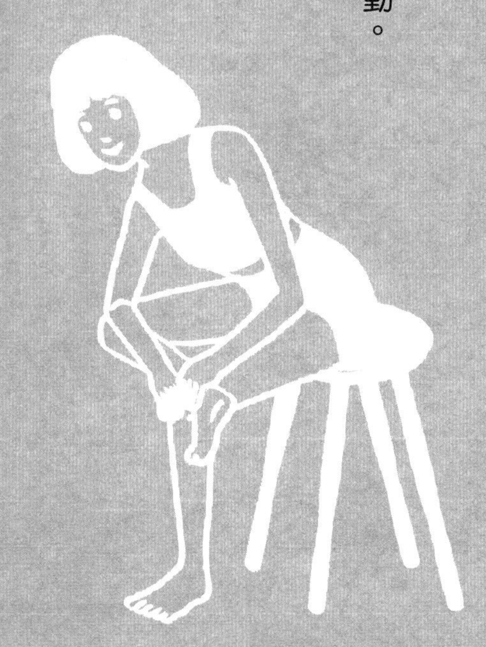

祛寒要訣1

調整肌力、骨盆，讓你揮別體寒

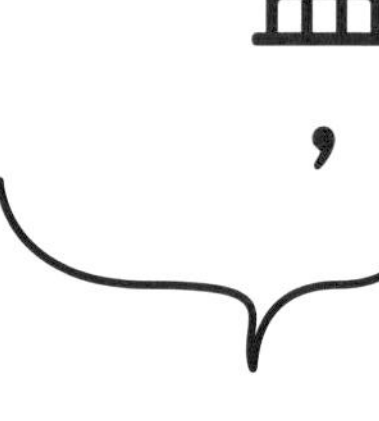

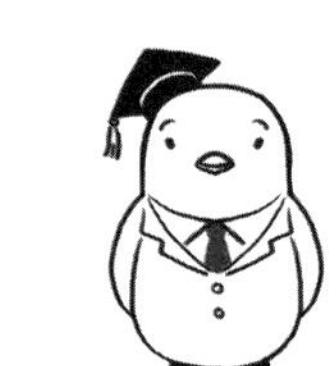

要讓身體不怕冷，肌肉非常重要，因為人體的熱有四成是由肌肉製造。本來女生的肌肉量少於男生的，天生就比較怕冷，再加上有些女生沒有運動習慣，肌肉無力沒辦法產生熱能，體溫當然低。

此外，身體的熱會隨著血液運送至全身，其中腿部肌肉扮演著重要角色，它像幫浦一樣，負責把聚積在下半身的血液輸送到身體各處。如果腿部肌力太弱，就算心臟流出的血液是溫暖的，也無法送至全身，身體自然是冷的。

總而言之，肌肉和體寒密切相關，運動不足引起的肌肉無力就不用說了，肌肉緊繃、僵硬也會妨礙正常功能的運作。要讓身體暖和，除了鍛鍊肌肉外，多做伸展、增加柔軟度也很重要。

此外，骨盆的開合力也影響體寒甚鉅。女性的骨盆會隨著月經週期和一日作息不斷重複開合的狀態，藉此調節體溫。倘若因壞習慣或姿勢不良造成骨盆歪斜，骨盆的開合力就會下降。為了讓骨盆能正常運作，首先要把骨盆調整正常，這樣白天的體溫才能隨著自然節奏上升。

這章將介紹提高肌耐力、增加柔軟度的運動和伸展，以及如何藉由骨盆體操，恢復骨盆開合力、改善體寒。這些方法都很簡單，就連不喜歡運動的女性也能輕鬆嘗試。請一邊感受運動的樂趣，一邊積極地活動筋骨吧！

祛寒重點

- 身體的熱約有四成靠肌肉產出，腳部肌肉則負責把血液輸送到全身。
- 鍛鍊肌肉、消除緊繃可以產生熱能，加速血液循環，達到祛寒效果。
- 藉由鍛鍊攸關體溫的骨盆開合力，可讓白天體溫明顯上升。

鍛鍊背面肌的「翹腳尖深蹲」

祛寒原理

- 深蹲加上翹腳尖，可完全活動到從腳踝到屁股、平常少用的「背面肌」！
- 背面肌的面積很大，使用它必須消耗許多能量，而能產生更多的熱能。
- 可同時刺激大血管密布的鼠蹊部！

{ 翹腳尖深蹲 }

腳尖一邊翹起、放下，一邊刺激鼠蹊部，接著深蹲，讓身體產生熱能。
動作不疾不徐，刻意讓手指頭好像快被鼠蹊部夾進去似的。

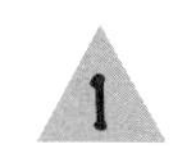

手指放在鼠蹊部上

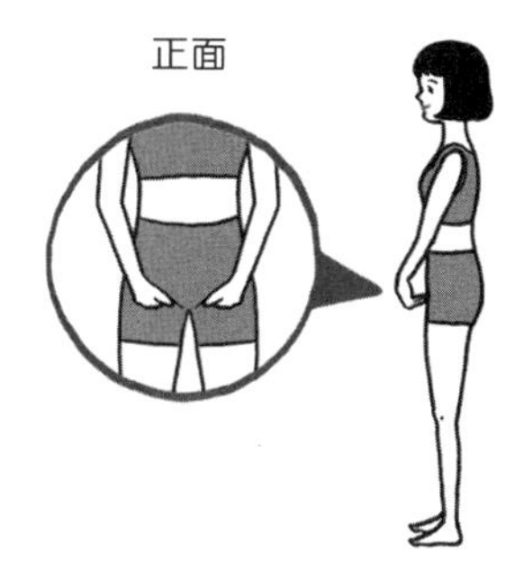

兩腳打開，與腰同寬，兩手的手指放在鼠蹊部上（大腿根部）。這時大拇指可離開身體。

翹起腳尖，伸展大腿後的肌肉

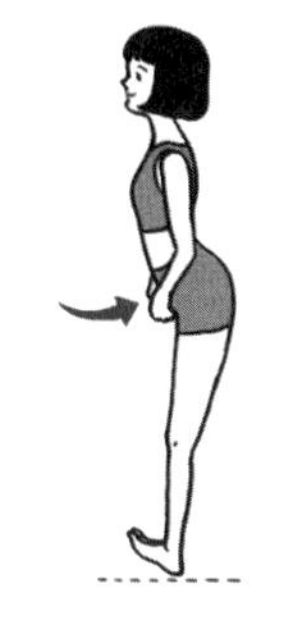

手指頭往鼠蹊部壓，藉反作用力翹起腳尖。擴胸，上半身挺起，屁股往後翹。感覺大腿後的肌肉正在拉緊。

手按著不放開，屁股往後坐

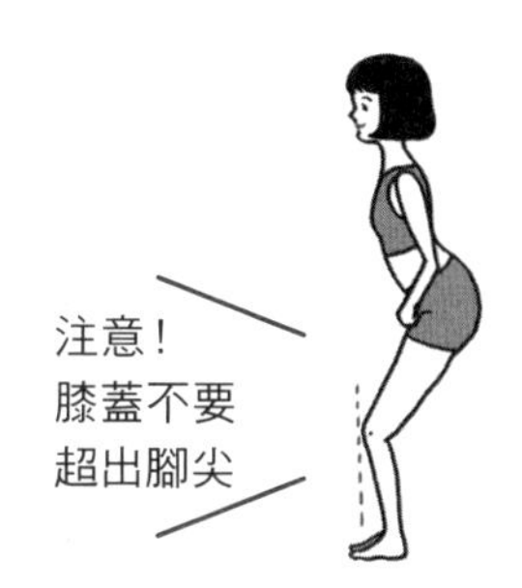

1、2重複數次後，感覺比較柔軟了便把腳放下，想像手指頭快要被鼠蹊部夾進去似的，慢慢屈膝，屁股往後坐。2、3重複10次。

一天深蹲10次，有助肌肉產生熱能

祛寒的深蹲跟一般深蹲最大的差異在於翹腳尖，加上這個動作，腳踝、大腿後側、屁股等平常很少用到的「背面肌」全都可以拉到！活動大面積的背面肌必須消耗很多能量，因而可提高產熱的效果。不僅如此，翹腳尖時，為了保持身體平衡，全身的肌肉都會用力，而能製造更多熱能。

還有一個重點，因為我們會同時刺激到大血管匯集的鼠蹊部，使得血液可確實流到腳尖，讓熱能可順利運送，骨盆周圍的深層肌肉群等平常幾乎不會動到的肌肉也會得到刺激，光做10下就會冒汗，溫暖效果可說是一級棒！

 祛寒益智問答 1 高溫三溫暖和低溫三溫暖，哪個能讓身體暖和起來？（答案見 P.39）

鍛鍊紅肌的「夾紅肌深蹲」

祛寒原理

■「紅肌」是將脂肪燃燒轉變成能量、讓身體暖和的肌肉。

■紅肌大多集中在肩胛骨附近，運動這個部位加上深蹲，能提高熱能產生的效率。

■效果跟翹腳尖深蹲一樣（詳見P.36）。

{ 夾紅肌深蹲 }

如果已經熟悉「翹腳尖深蹲」了，不妨挑戰一下這個。
運動紅肌（又稱褐色脂肪細胞）集中的肩胛骨部位，讓暖身效果再升級！

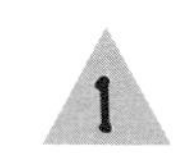

手上舉至胸前

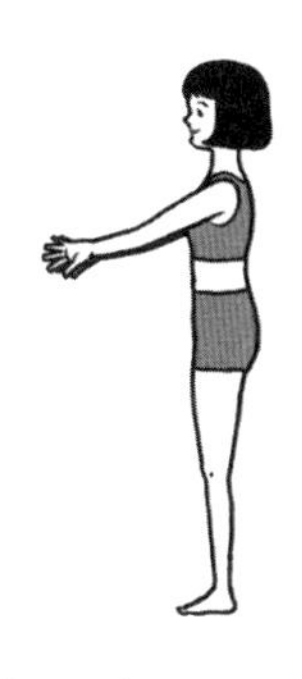

雙腳打開，與腰同寬。手上舉到胸前，手腕往前伸，十指交握。

手在背後互扣，翹起腳尖

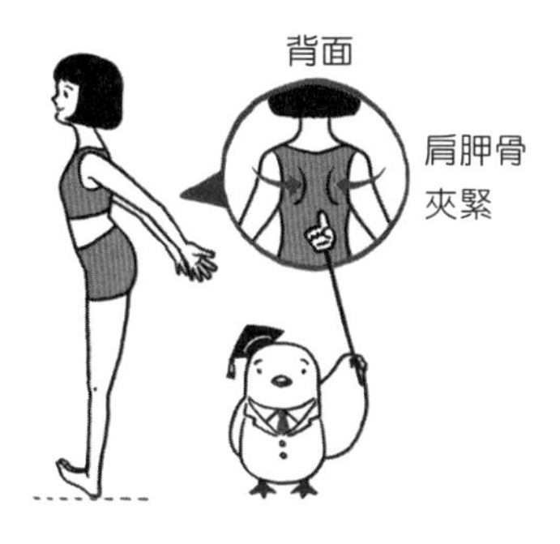

像鳥拍打翅膀那樣，把手放在背後互扣，盡量往上舉高、往後伸展。接著手掌往外翻，轉動手腕靠緊的同時，盡可能夾緊肩胛骨。

慢慢屈膝，屁股往後坐

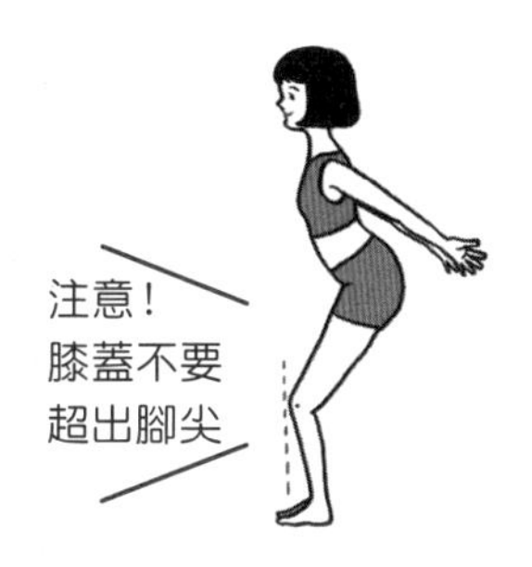

手保持2的姿勢，腳尖放下。背脊挺直，想像身後有一個馬桶，慢慢地彎曲膝蓋，屁股往後坐。1～3為1回合，重複做10回合。

能鍛鍊「紅肌」的深蹲

紅肌會利用血液中的氧來分解脂肪產生能量，是維持體溫不可或缺的肌肉。

紅肌主要集中在肩胛骨附近，然而，長期伏案、運動不足的我們，肩胛骨往往是僵硬的。「夾紅肌深蹲」有助於刺激肩胛骨附近的肌肉，是鍛鍊紅肌很好的運動。

基本步驟跟「翹腳尖深蹲」一樣（詳見P.36），只是兩手按壓鼠蹊部的動作改成鳥兒拍動翅膀的姿勢，藉以運動肩胛骨。

不管做哪一種，初學者往往會因不熟悉而不自覺憋氣，反而使身體更加緊繃。伸展肌肉的同時，記得一邊吐氣、放鬆，血液循環才會更好。

❶的解答 **低溫三溫暖** 高溫三溫暖會讓血管收縮，反而使血液循環變差。

#「彎曲、伸展腳踝」鍛鍊腓腸肌、比目魚肌

祛寒原理

■ 藉由腳踝的彎曲與伸展，可鍛鍊到小腿血管旁的腓腸肌和比目魚肌。

■ 鍛鍊腓腸肌和比目魚肌可讓血液順利打回心臟，有助於改善體寒和浮腫。

■ 一邊抬腳一邊進行，連體幹的肌力都提升了！

{ 彎曲、伸展腳踝 }

腓腸肌和比目魚肌是腳的幫浦，這套動作主要在伸展這兩塊肌肉。
只要抬腳，包含大腿前側、體幹的肌肉都可鍛鍊到。

腳跟抬離地面，彎曲、伸展腳踝

坐在地上，左腳往前打直，右腳膝蓋彎曲。吐氣，左腳腳跟抬離地面；吸氣，把左腳腳尖往自己的方向壓，注意，這時左腳的膝蓋後側或小腿都不可離開地面。如此彎曲、伸展10次後，換另一隻腳重複相同動作。

腳打直上舉，同時彎曲、伸展腳踝

讓彎曲的右膝蓋和伸直的左膝蓋平行，然後左腳打直上舉。吐氣，壓腳尖；吸氣，收回來。記得兩邊膝蓋的高度要相同，如此彎曲、伸展10次後，換邊重複相同的動作。

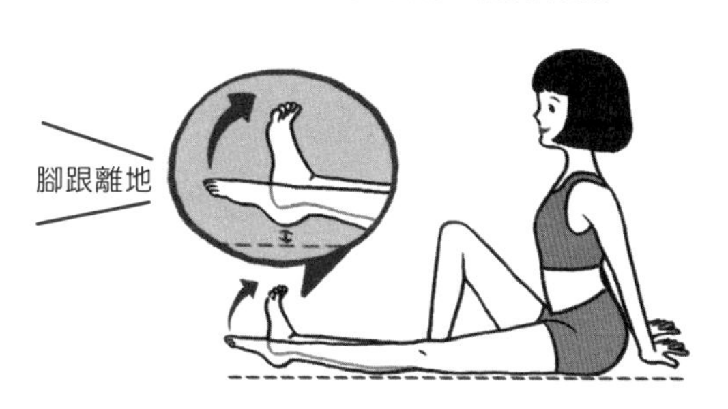

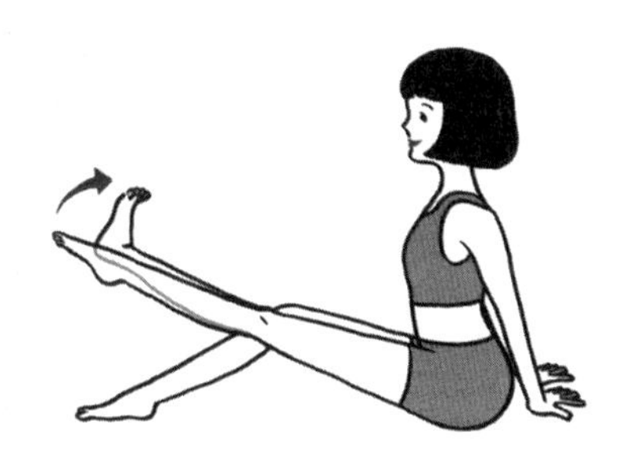

小腿是改善血液循環的關鍵

從心臟打出去、供全身細胞使用的血液，會經由靜脈再回流至心臟，在此過程中，小腿肌肉發揮了幫浦的功能，負責把血液打回心臟。然而，因運動不足等導致肌肉力量不夠，會讓血液沒辦法順利回流，而使血液循環變差。冰冷污濁的血液滯留在人體末梢，便會引發體寒現象。

要解決這個問題，最有效的方法就是做「腳踝的彎曲與伸展」。只要鍛鍊小腿血管旁的腓腸肌和比目魚肌，就可讓血液順利被打回心臟，體寒和浮腫也能獲得改善。

此外，要改善全身的血液循環，體幹肌肉也很重要。一邊抬腿，一邊做「腳踝的彎曲與伸展」，也能同時鍛鍊體幹。

下半身體寒的人要多「伸展臀肌」

祛寒原理

■ 屁股內側的梨狀肌僵硬的話，會壓迫到下方的坐骨神經。

■ 坐骨神經掌管腳的血液循環，一旦受到壓迫，便會出現「上熱下寒」的症狀。

■ 刺激、伸展沿著梨狀肌的3個穴位，有助於消除僵硬，改善下半身的血液循環！

Check! {檢查臀肌是否太緊}

屁股內側的梨狀肌太過僵硬的話，會使下半身的血液循環變差，此乃下半身體寒的主因。
坐在椅子上做個簡單測驗，就可知道你的臀肌是否太過僵硬。

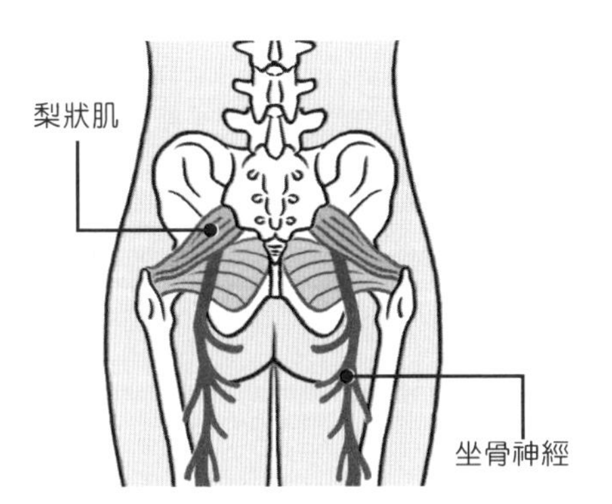

坐骨神經裡有掌管腿部血液循環的交感神經，而它就位在梨狀肌下面。梨狀肌是屁股內側深層的肌肉，梨狀肌太硬會壓迫到坐骨神經。

梨狀肌僵硬度的自我檢測

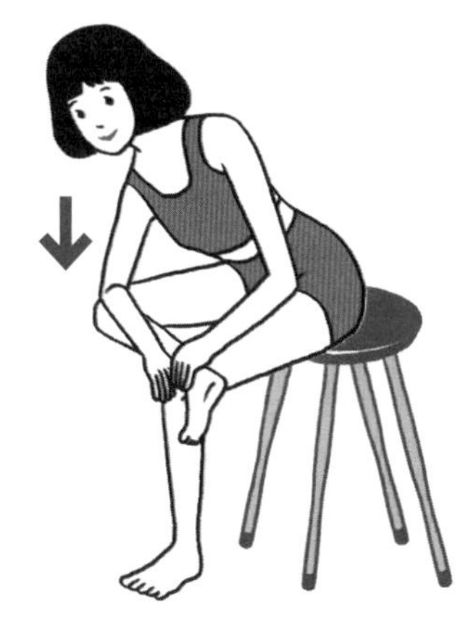

坐在椅子上，一隻腳盤上另一隻腳的膝蓋。手抓住盤起那隻腳的腳踝，用另一隻手的手肘把膝蓋往下壓。盤起腳那一邊的屁股如果感到痛或緊繃，就是肌肉僵硬的證明。

屁股僵硬會讓身體寒冷!?

屁股內側有「梨狀肌」，而它的下面就是包含交感神經（負責掌管腿部的血液循環）在內的「坐骨神經」。

坐骨神經是人體最粗、最長的末梢神經，很容易受到影響，一旦梨狀肌過硬，坐骨神經就會受到壓迫。坐骨神經受壓迫會導致腿部的血管收縮，下半身的血液循環變差，使得打出去的血液全部集中在上半身，引發上半身燥熱、下半身寒冷的「上熱下寒」症狀。

要解決造成下半身寒冷的梨狀肌僵硬，除了伸展外，刺激穴位、直接作用在肌肉上也有效果。使用軟式棒球或壘球刺激沿著梨狀肌的3個穴位，將大幅改善下半身的血液循環。

{臀肌伸展}

剛才檢測梨狀肌是否過於僵硬的動作，只要多做幾次，就可讓肌肉得到舒展。
最後把腳趾也扳一扳，更能促進血液循環。

腳盤上另一隻腳的膝蓋

找一張穩固的椅子坐下，腳盤上另一隻腳的膝蓋。沒盤腳那一側的手放在盤起那隻腳的腳踝上，輕輕往下壓。

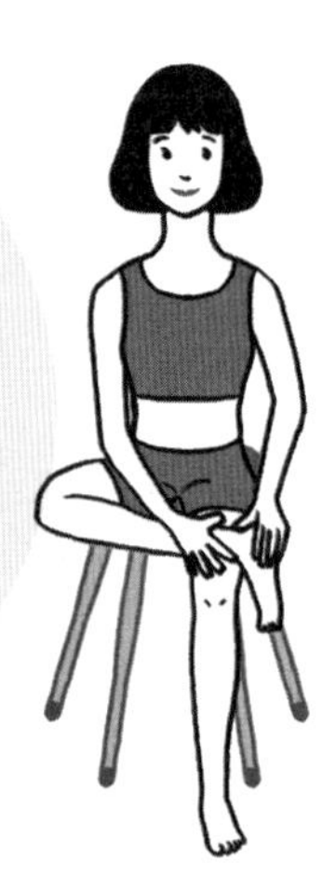

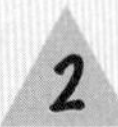

把盤起那隻腳的膝蓋往下壓

盤腳那一側的手肘抵住同側腳的膝蓋，上半身往前傾，手肘同時往下壓。數到5，放鬆，上半身抬起。如此重複5次。

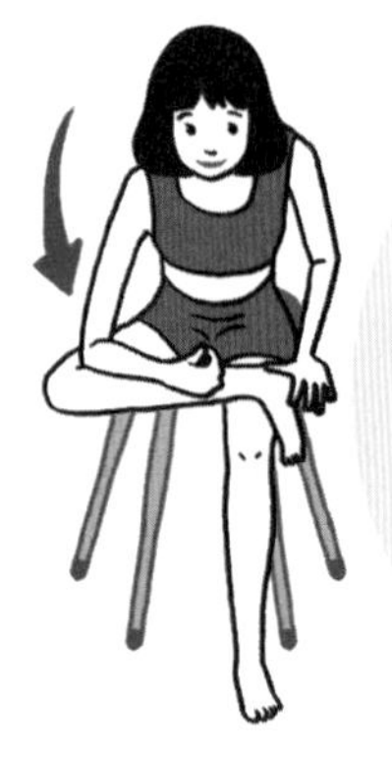

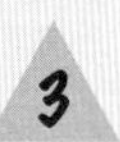

伸展腳趾頭

沒盤腳那一側的手整個包住盤起那隻腳的腳趾，把腳趾往下扳，數到5，鬆手放掉，再數到5。如此重複5次後，換另一隻腳進行。

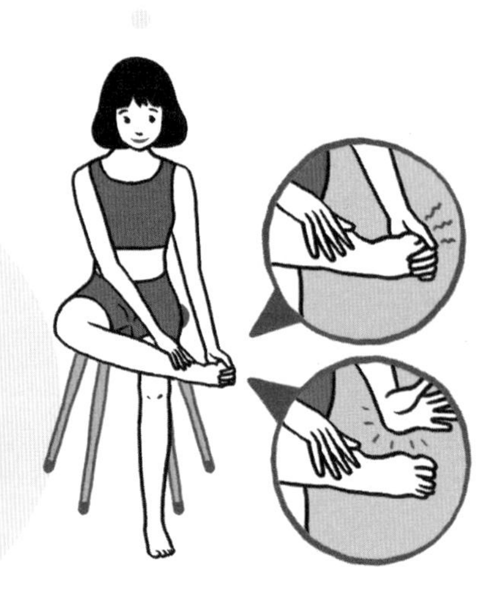

{舒展梨狀肌的穴位刺激}

刺激沿著梨狀肌的3個穴位，可改善血液循環。
使用的道具為壘球或軟式棒球，至於哪一種比較好，
則要看場地與個人的體型，請兩種都試過後再決定。

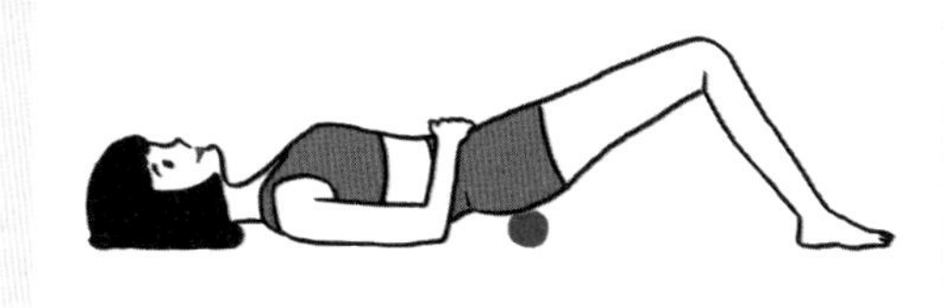

刺激穴位

仰躺在地板上，膝蓋彎曲。把球放在腰以下、屁股附近的位置。參考左圖，一邊讓球沿著屁股滾，一邊尋找穴位。感覺到痛的地方就是穴位，只須把球往地板的方向壓就好，不必扭腰讓球不斷滾動。每個穴位按壓30秒即可，兩邊都要做，切勿過度刺激。

刺激這三個穴位

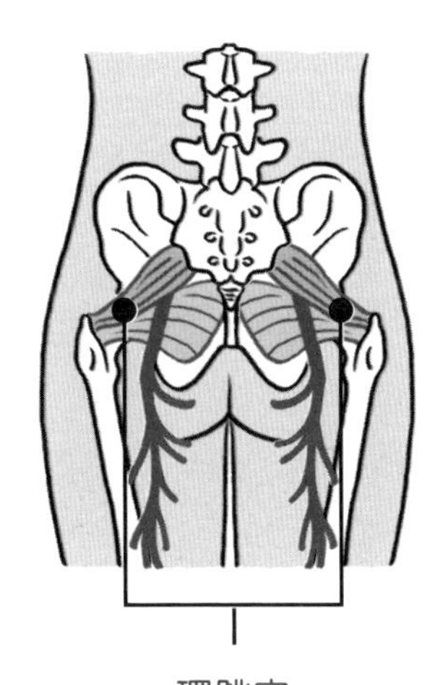

環跳穴

位在兩邊臀部的外側

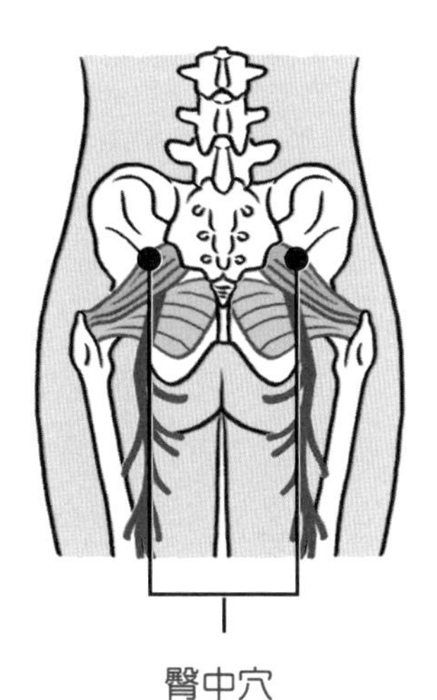

臀中穴

位在兩邊臀部中間、有點凹進去的地方

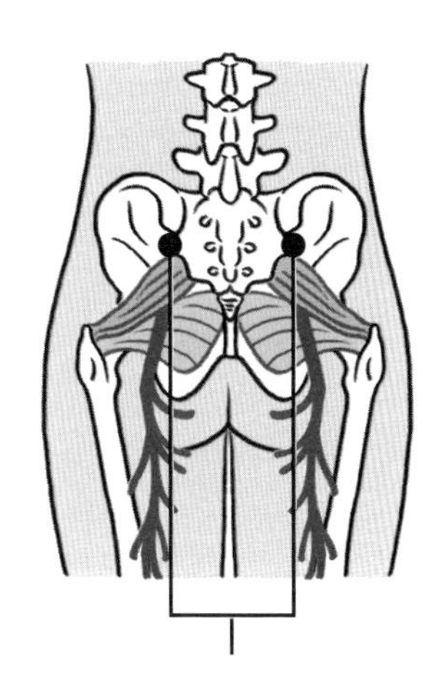

胞肓穴

位在兩邊臀部的內側

加強「骨盆開合」，提高白日體溫

祛寒原理

■ 骨盆若能順利開合，負責體溫調節的第四腰椎便可正常運作，體溫才能維持在適當的溫度。

■ 骨盆確實閉合，讓身體進入活動模式的「交感神經」才會啟動，白天的體溫自然就上升了！

■ 藉由早上「收緊」、晚上「放鬆」的骨盆體操，重拾骨盆原有的開合力。

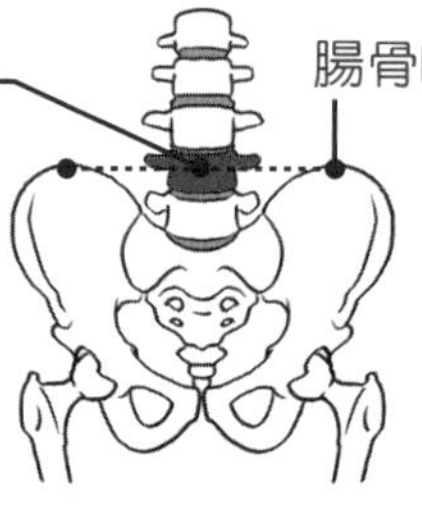

從屁股中間往上一節一節找到腰的位置，第四腰椎就在兩側腸骨嵴的水平連線上。

Check!｛檢查骨盆是否歪斜｝

骨盆歪斜會使骨盆的開合力下降。
藉由扭轉上半身的簡單動作，可測出骨盆是否歪斜。

如果扭轉有困難，
代表骨盆可能已經歪斜！

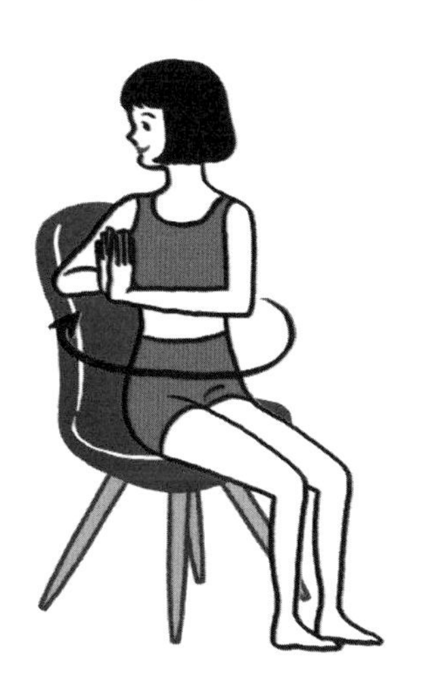

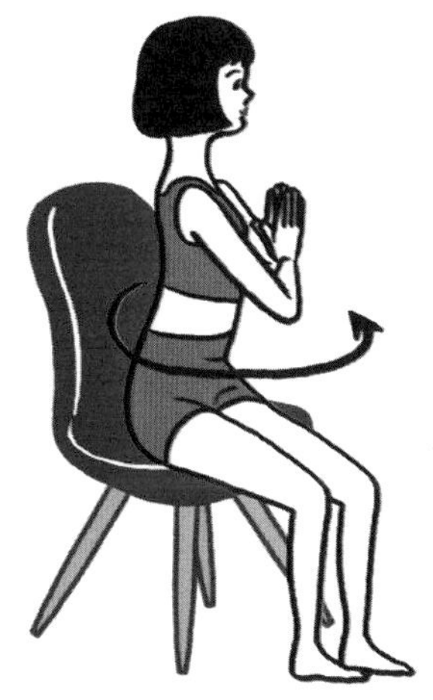

坐在椅子上，雙手合十放在胸前。保持手的高度，上半身慢慢地往左、右扭轉。若某個角度扭轉起來特別困難，便是骨盆歪斜、失去彈性的證明。

你的骨盆還好嗎？骨盆的開合力和體溫大有關係

女性的骨盆會隨著月經週期而重複開合的狀態，所以應該是很有彈性的。一天當中，骨盆也會打開或闔閉，白天骨盆閉合，交感神經開始工作，身體進入活動模式，體溫便升高了。

然而，翹腳、托腮等不良習慣會造成骨盆歪斜，使骨盆的開合力下降。

骨盆無法順利開合的情況下，連主導體溫調節的第四腰椎附近都會變得很僵硬。

骨盆能順利開合，白天的體溫就能順利上升，第四腰椎也可正常運作，讓體溫維持在剛剛好的狀態。早上做收骨盆操，讓骨盆閉合、身體溫暖；晚上做鬆骨盆操，把白天歪掉的骨盆歸正，藉此重拾骨盆開合力吧！

{早上的收骨盆操}

骨盆閉合，交感神經才會開始運作，第四腰椎的活動力也會跟著變好。
一日之初就從收骨盆操做起，打造不怕冷的身體吧！

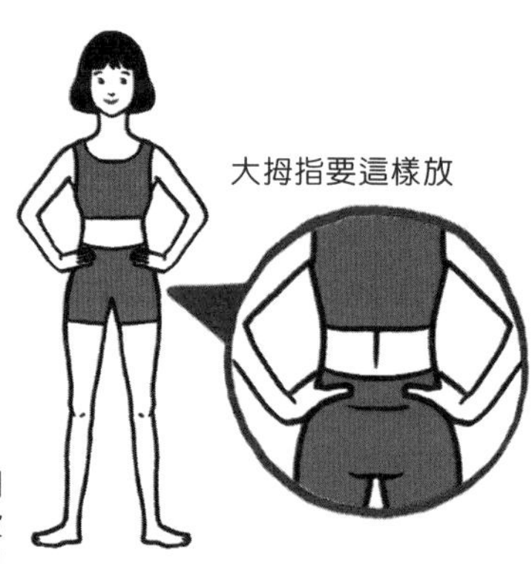

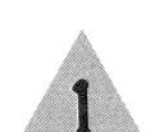

雙腳打開，與腰同寬，雙手插腰

雙腳打開，與腰同寬，腳尖朝外呈45度角。兩手放在腰股上方，大拇指抵著背，手指用力，好像要把腰束緊的樣子。

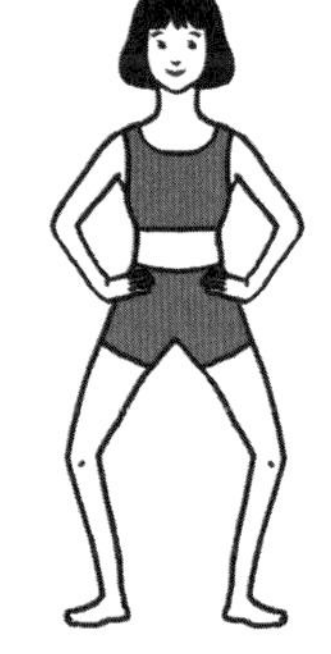

2 彎曲膝蓋，腰往下沉

挺胸，背脊打直，曲膝，腰往下降，屁股往後翹。抬下巴，上半身挺起，不要往前傾。

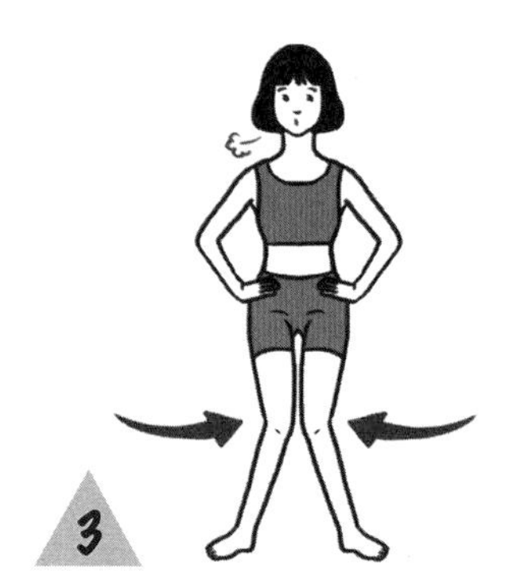

3 吐氣，兩邊膝蓋往中間夾緊

保持2的姿勢，一邊用嘴巴吐氣，一邊把兩邊膝蓋往中間夾緊，使骨盆閉合。抵住骨盆的拇指用力，幫助骨盆閉合。

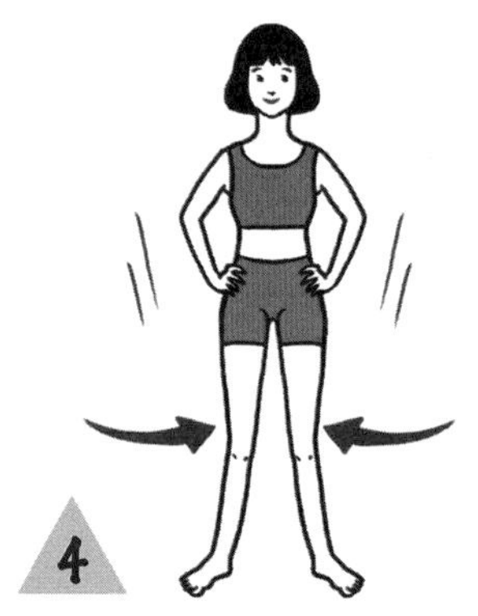

4 膝蓋保持夾緊，慢慢抬起上半身

把氣吐光後，憋氣，繼續用力夾緊膝蓋，慢慢地抬起上半身。在這過程中，大拇指都要持續用力。

5 膝蓋打直，大拇指用力，深呼吸 3 次

膝蓋打直，大拇指持續用力，讓骨盆保持閉合，然後深呼吸3次。吸氣，慢慢放鬆。2～5重複3次。

{晚上的鬆骨盆操}

睡前做鬆骨盆操，歸正歪斜的骨盆。
做完就睡，請直接躺在床上或墊子上進行吧！

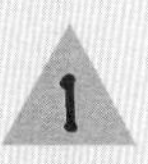

1 仰躺

全身放鬆，仰躺在床上或墊子上。由於2、3的動作必須把雙手伸直，請確保頭上方有足夠的空間。

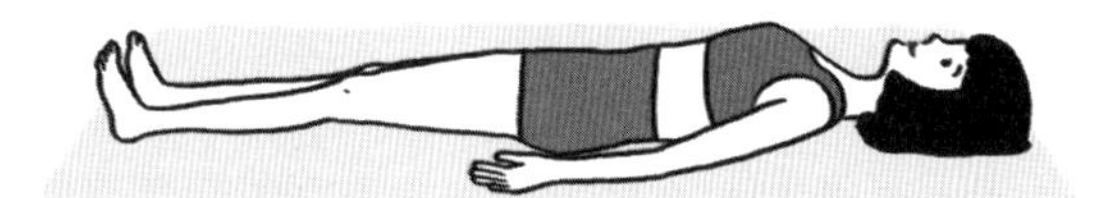

2 雙手往頭頂伸直，雙腳打開，一邊吸氣，一邊拱起腰

根據東方醫學的說法，第四腰椎連接到雙手的食指。食指用力，把手往頭頂上舉，雙腳大開。接著，鼻子吸氣，腰往上拱，刺激第四腰椎和骨盆。

食指盡量往前延伸可刺激第四腰椎！

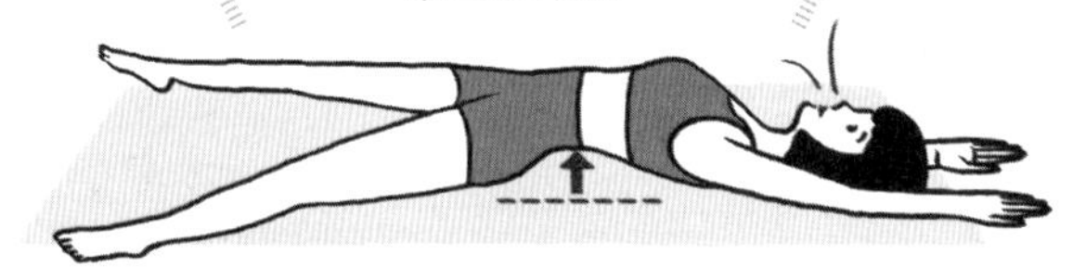

3 吐氣，全身的力量放掉

從鼻子深吸一口氣，從嘴巴慢慢吐氣，把全身的力量放掉，放鬆剛剛受力的第四腰椎和骨盆，使它們柔軟、有彈性。做完1次便可直接睡覺了。

一邊吐氣，一邊把力量放掉，讓骨盆徹底放鬆

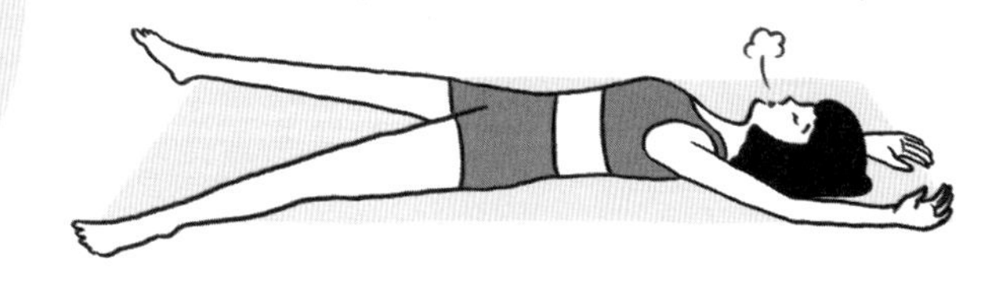

❷的解答 用鼻子呼吸 進入鼻子的冷空氣會在鼻腔中變暖後，才被送往體內。

「牛面式瑜珈」可促進血行、改善睡眠

祛寒原理

- 藉由讓身體慢慢動起來的瑜珈，放鬆身心，促進血液循環。
- 加上手臂舉高、放下的動作，血液循環會更好。
- 配合呼吸進行，調整自律神經、促進血液循環的效果倍增！

促進血行瑜珈

手舉高、手肘放在頭後的「牛面式」可促進血液循環，
配合呼吸動作，效果更好。

盤腿而坐，肩膀放鬆

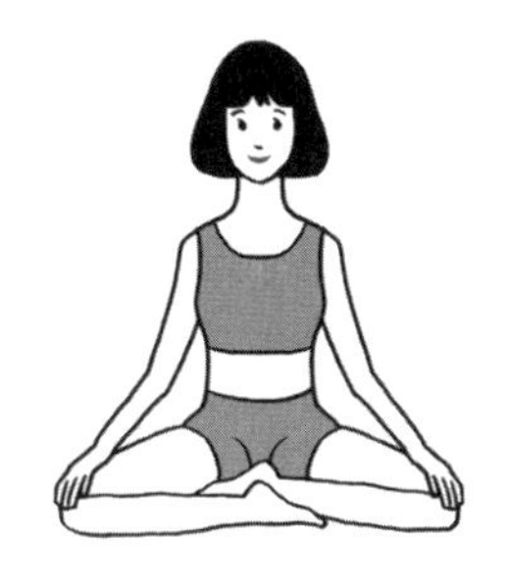

盤腿，輕鬆地坐在地板上，雙手放在大腿上，肩膀、身體放鬆。

手舉高，手肘放在頭後，做「牛面式」

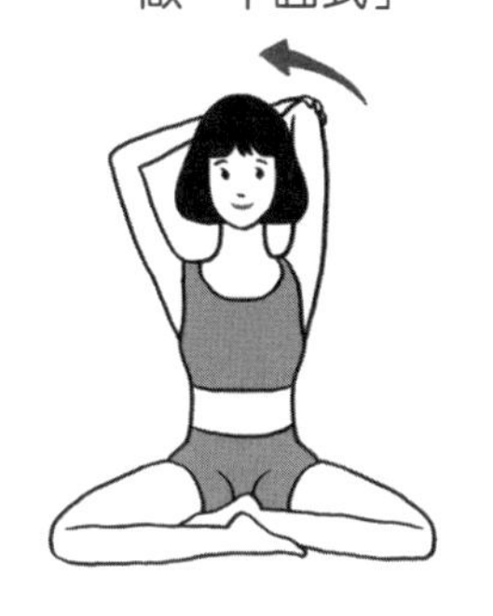

左手上舉，慢慢彎曲手肘。接著，把手放在頭後，右手抓住左手手肘，用力把它拉過來，深呼吸5次。

閉上眼睛，慢慢調整呼吸

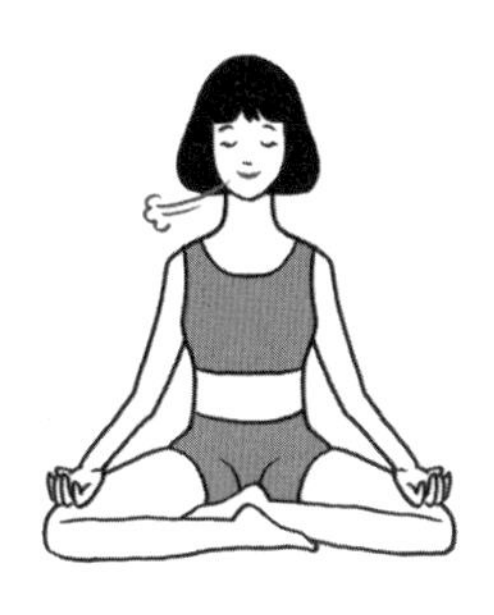

換邊，重複1、2的動作。結束後，閉眼感覺血液在體內流動，並慢慢調整呼吸。如此進行1回合。

配合呼吸做些簡單動作，改善血液循環

當人壓力太大的時候，自律神經中負責讓身體動起來的交感神經會不分晝夜地工作。白天自律神經活潑固然好，到了夜晚還是這樣的話，就會讓睡眠品質變差，導致血流不順、身體寒冷等症狀。

藉由瑜珈慢慢地活動身體，讓身心都達到深層放鬆的狀態，這時，負責讓身體休息的副交感神經會比較活潑，血液循環變好了，全身都暖呼呼的。加上手臂舉高、放下的動作，血流會更加順暢！對改善肩頸僵硬、姿勢不良都很有效。

此外，做瑜珈一定要配合呼吸。一邊感覺血液流到身體各個角落，一邊慢慢地吸氣、吐氣，不但能調整自律神經，也能增進瑜珈的效果。身體不要緊繃，就用最放鬆的姿勢來做吧！

2章

按摩和促進血液循環

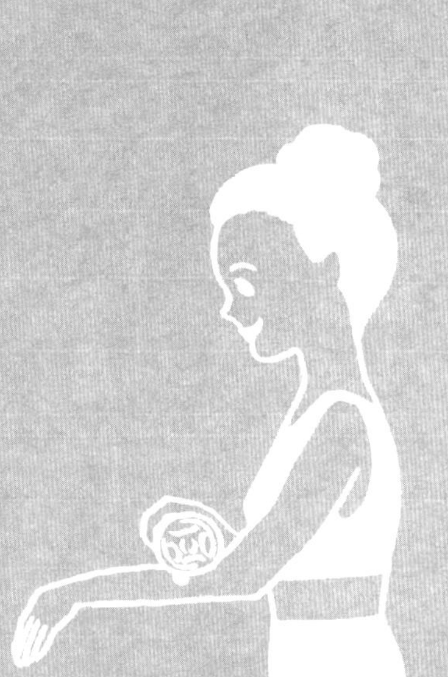

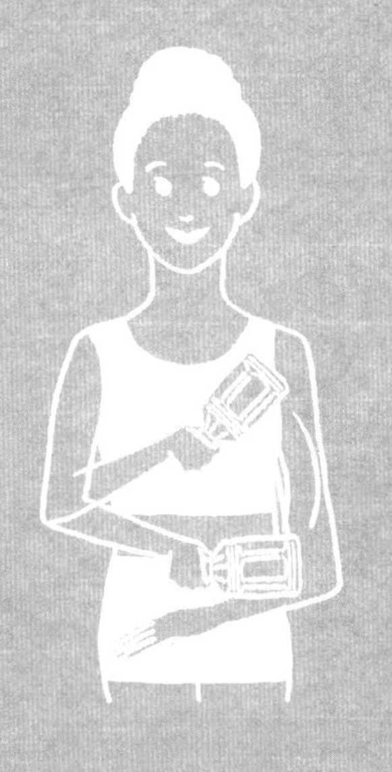

熱能是靠血液循環運送到全身。
老廢物質或體寒會造成血流阻滯，
血液循環變差，
身體就變得更冷。
藉由按摩、泡澡、溫灸等簡單方法改善血液循環，
把熱能運送到全身吧！

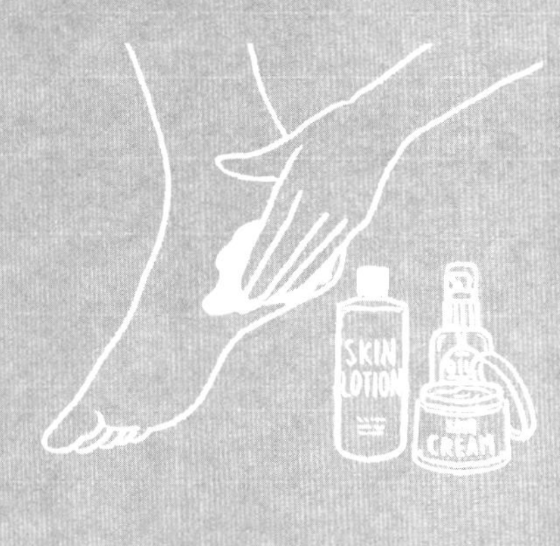

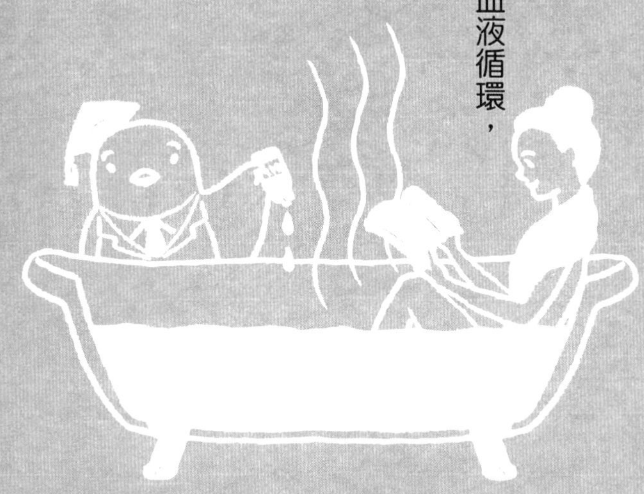

祛寒要訣2

血液會把熱能送至全身，藉由按摩或改變入浴習慣，可改善血液循環

血液除了運送氧氣和養分之外，還有把熱能運送到全身的功能。血液循環不好，血就到達不了手、腳等末梢的神經，這是造成體寒的主因。要祛寒，首先得解決血管、血流的問題，讓血液順暢才行。

要促進血液循環，最有效的就是按摩，特別是容易冰冷的手腳末梢、微血管通過的耳垂、淋巴聚集的胸部周圍等，只要按摩這些重點部位，便能有效改善血液循環，讓全身溫暖起來。

此外，當身體某部位感到寒冷時，血管為了不讓熱消散會自動收縮，這也是血流阻滯的原因之一。於是，熱沒辦法運送到全身，身體變得更冷，血管更加收縮……，就此陷入惡性循環。

因體寒引發的血流阻滯，只要讓身體溫暖、血管舒張便可解決，有個很好的辦法，就是泡澡，添加入浴劑，做足浴與腰浴，都能達到良好效果。此外，用熱毛巾濕敷脖子周圍，或是留意暖暖包貼的位置，也都是簡單快速的方法。

若想迅速見效，不妨試試溫「灸」！參考自古流傳下來的民間療法，在促進血行的穴位上燒艾，或用寶特瓶和熱水自製簡單溫灸，對穴位施以熱刺激，都有助於調和氣血，改善體寒引起的不適。

祛寒重點

- 身體的熱會隨著血液運送至全身。
- 按摩可改善血液循環，幫助熱能運送。
- 身體一冷，血流便會阻滯。
- 利用泡澡或溫灸讓身體溫暖，可紓解血流阻滯。

預防「幽靈血管」產生

祛寒原理

■ 微血管會因生活習慣或年齡增長而損傷，變成血流不過去的「幽靈血管」！

■ 認真按摩血液不易到達的指尖或耳垂，可預防血管「幽靈化」。

■ 微血管的血流順暢了，連帶大血管的血流也會變好，全身的血液循環都能得到改善！

{預防血管幽靈化}

仔細按摩血流受阻的耳垂、容易冰冷的指尖，
動一動腳趾，讓血液確實抵達末梢吧！

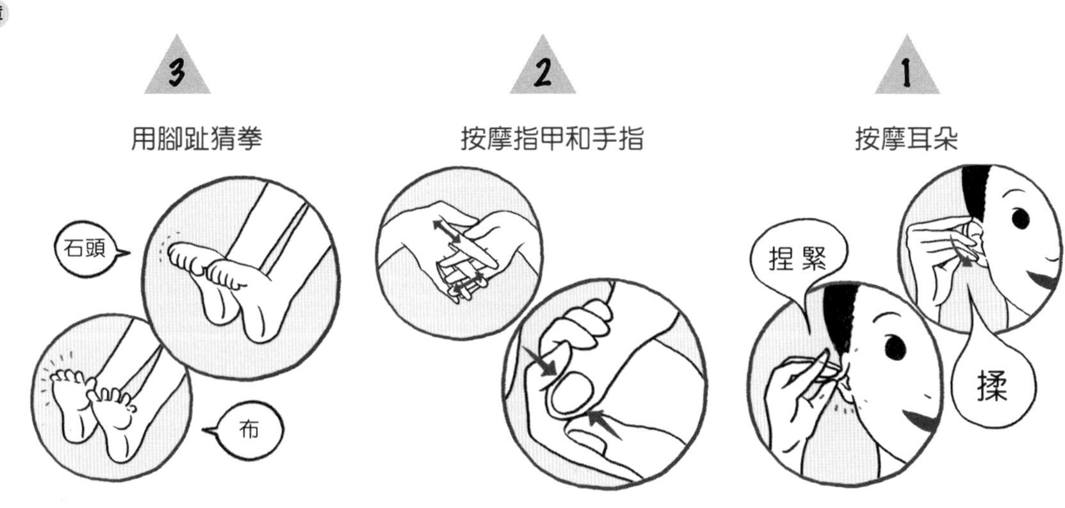

1 按摩耳朵：用手抓住耳朵上緣揉一揉，再沿耳廓一直揉到耳垂。接著，用大拇指、食指、中指抓住耳朵，好像要把它折起來似地捏緊。這時順便壓一下耳朵上緣，左右各施行1分鐘。

2 按摩指甲和手指：大拇指和食指夾住另一隻手的指甲兩邊，輕輕捏一捏、揉一揉。十指互扣，指根相抵，用力夾一下，對促進血液循環也很有效。各施行1分鐘即可。

3 用腳趾猜拳：赤腳坐著，腳趾像要比石頭似地用力蜷縮起來，然後像比布似地盡量張開，如此反覆施行1分鐘。藉由腳趾的張開和縮緊，末梢血流會更順暢。

刺激手指和腳趾，改善末梢血液循環

遍布全身的血管有99%是微血管，微血管只有1/100釐米，非常的細。作息不正常或年紀越來越大會讓微血管受損，血液會流不過去，變成徒有血管形式的「幽靈血管」，最後慢慢地消失不見。

血管「幽靈化」，會讓運送熱能或物質的血液無法到達末梢，導致手腳冰冷。放著不管的話，幽靈血管會越來越多，最後全身都會變得冰冷。

想阻止血管幽靈化，必須讓末梢的血液循環變好。請認真按摩指尖、耳垂等離心臟遠、血液比較到不了的末梢部位。末梢血流恢復了，連接微血管的大血管血流也會變得順暢，全身的血液循環都能改善。

 祛寒益智問答 ❸ 搭電車時站著或坐著，哪一種能讓身體暖和起來？（答案見 P.59）

改善血液循環的「手指瑜珈」

祛寒原理

■ 手指跟身體各部位緊密相連。

■ 做手指瑜珈，刺激跟脊椎對應的中指，會反應在自律神經上，讓內臟功能提升、血液循環變好。

■ 做手指瑜珈，刺激跟雙腳對應的大拇指和小指，有助於改善下半身體寒。

{祛寒手指瑜珈}

手指瑜珈的進行順序為：中指（左・右）、大拇指（左・右）、小指（左・右）。
動作前請深吸一口氣，然後一邊做一邊慢慢吐氣。

活動手指關節

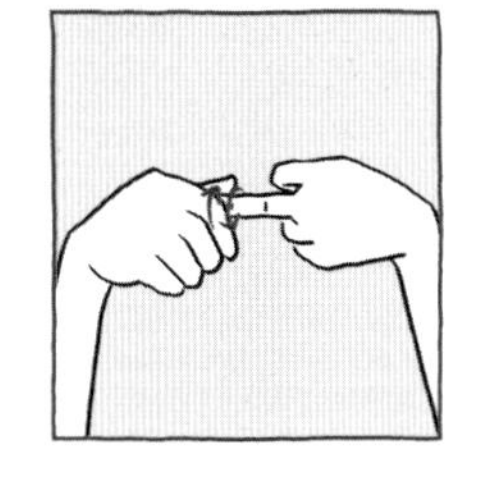

左手中指伸直，用右手抓住第一關節，左右扭轉20次，放鬆整個關節。

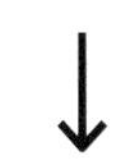

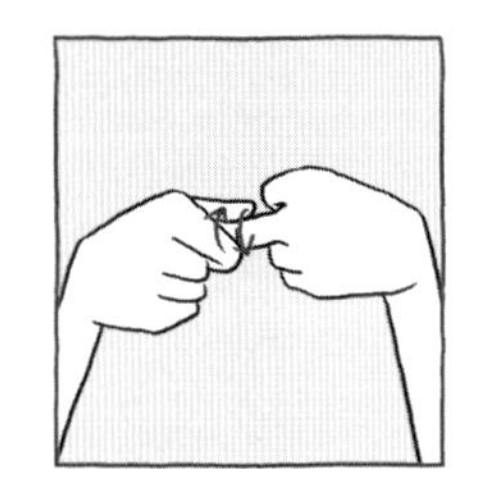

以相同方法扭轉中指的第二關節20次，使其放鬆。一邊吐氣一邊進行。

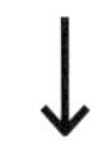

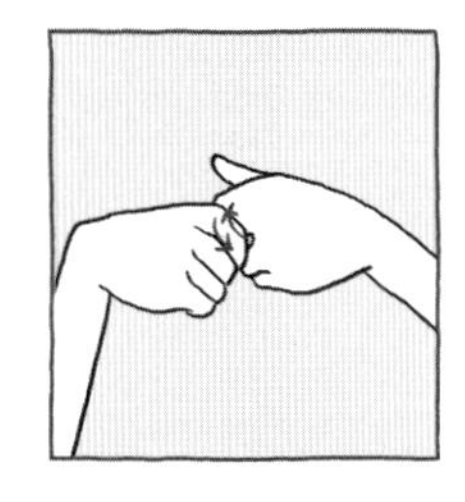

以相同方法扭轉中指的指根20次，讓整隻指頭放鬆。

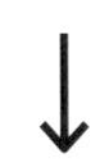

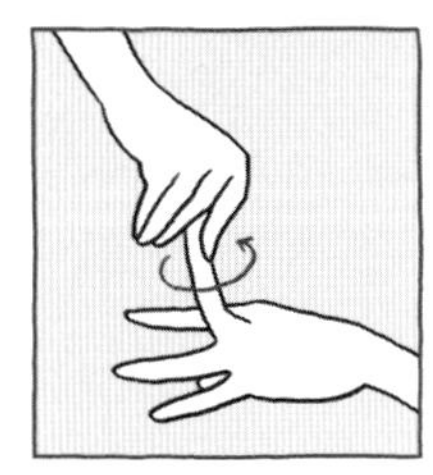

抓住中指的指尖，從根部慢慢往後扳20下。手掌放在桌上會比較容易進行。

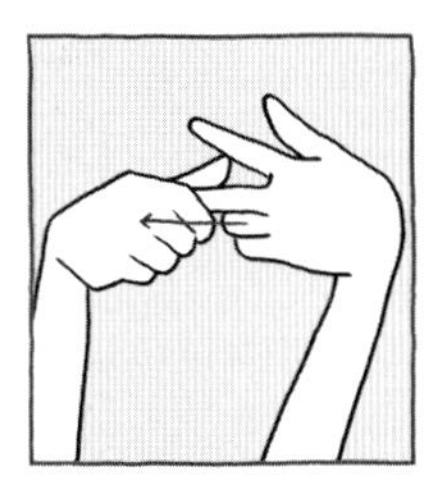

拉手指

右手手指抓住左手中指用力往前拉，拉到頂後放掉。

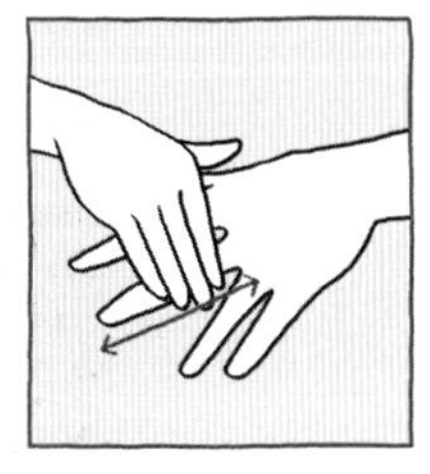

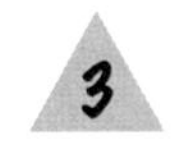

摩擦手指

右手指尖從左手中指的根部到指尖，來回摩擦10次。

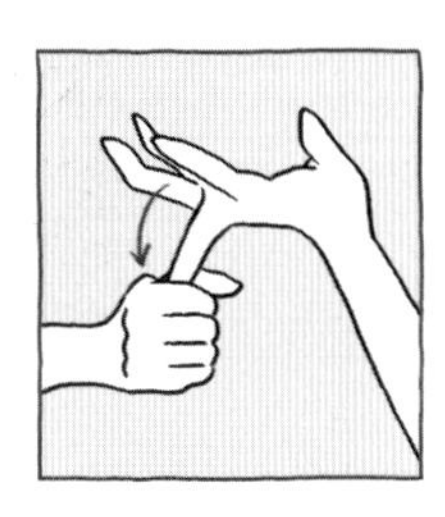

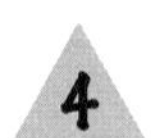

反折手指

左手手掌朝上，右手手指抓住左手中指的指尖，將左手連同手腕往下扳。如此重複3次。

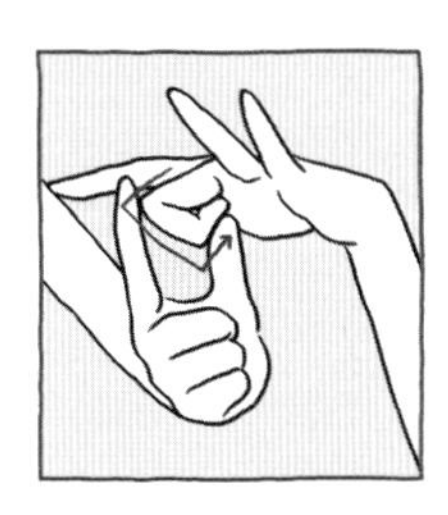

捲起手指

左手手掌朝下，右手手指抓住左手中指的指尖，好像要把它折起來似地往裡面捲。做3次後，換手。右手中指都做完後，換成拇指、小指，重複1～5的動作。

 ❸的解答 站著 站姿可鍛鍊肌肉、產生熱能。

排出體內毒素的「白麻油按摩」

祛寒原理

■ 印度傳統醫學阿育吠陀認為「白麻油」具有排出體內毒素、促進血液循環的功效。

■ 晚上入浴前進行白麻油按摩，可讓白天衝到頭部的血液往下流，從腳開始變得暖和。

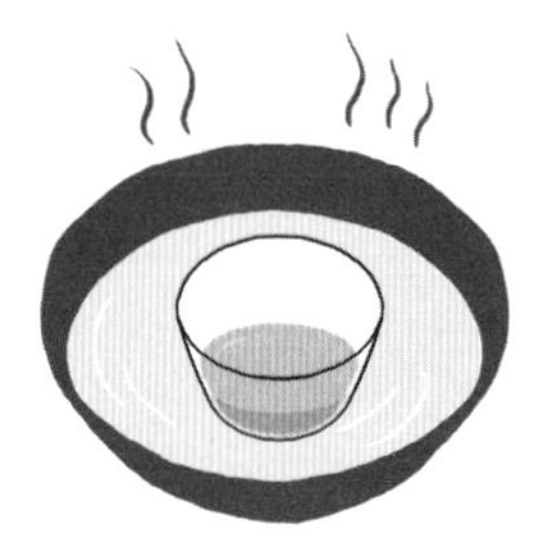

按摩用的白麻油
要先隔水溫熱

在小型容器裡倒入一次分量（約1大匙）的白麻油，隔著熱水放進鍋裡溫熱，感覺溫溫的就可以了，用手沾取使用。

{讓身體暖和的白麻油按摩}

這裡的白麻油是指市售的「太白胡麻油」或「純白芝麻油」，
跟一般常見的褐色麻油不一樣，它幾乎是透明的，也沒有香氣。
皮膚比較敏感或有問題的人，建議到藥局購買無香料的橄欖油取代。
※按摩完後，用濕毛巾把油輕輕擦掉即可。

1 小腿

兩手包覆小腿肚，輕輕用力往腳踝的方向推，再推回來。重複10次。

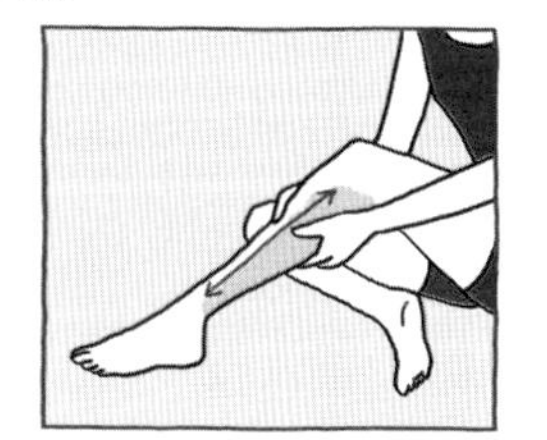

2 腳踝

兩手包覆腳踝，以畫圓方式沿著周圍輕輕搓揉。重複10次。

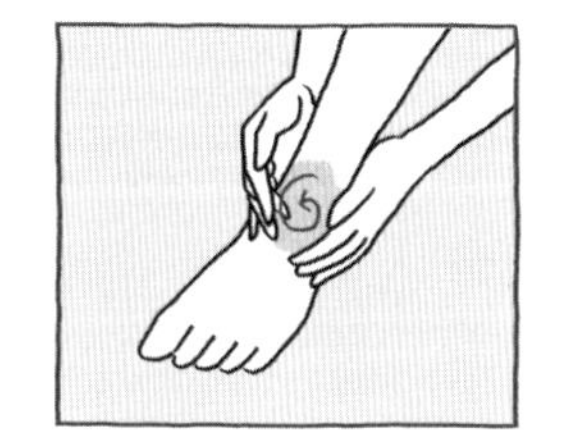

3 腳背

手掌平貼在腳背上，從腳踝到腳尖上下來回搓10次。

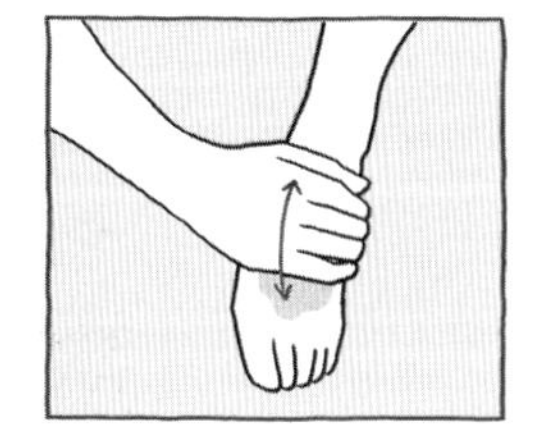

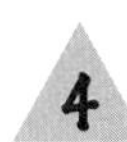

4 腳趾

兩手拇指從腳趾的趾根到趾甲輕輕地上下搓揉。從拇趾到小趾，每隻趾頭各做10次。

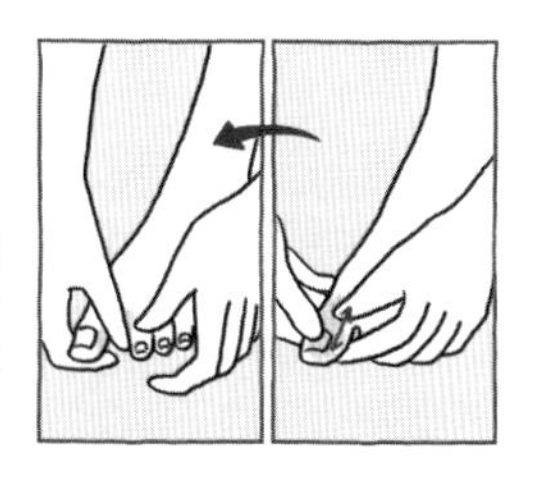

5 腳跟

右手的手掌包覆腳跟，以畫圓方式稍微用力地搓揉。重複10次。

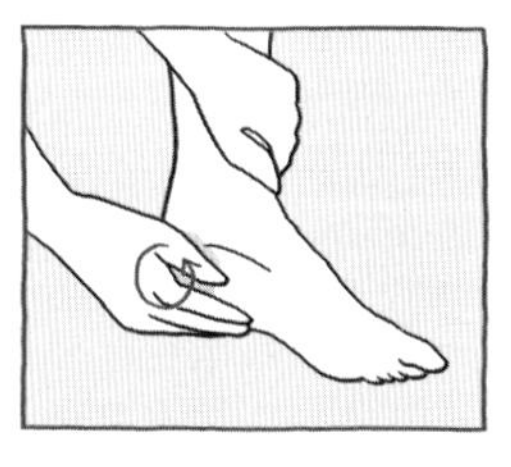

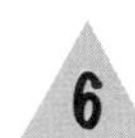

6 腳底

手掌貼緊腳掌，以適當力道上下來回搓10次，再用兩手按壓整個腳底。

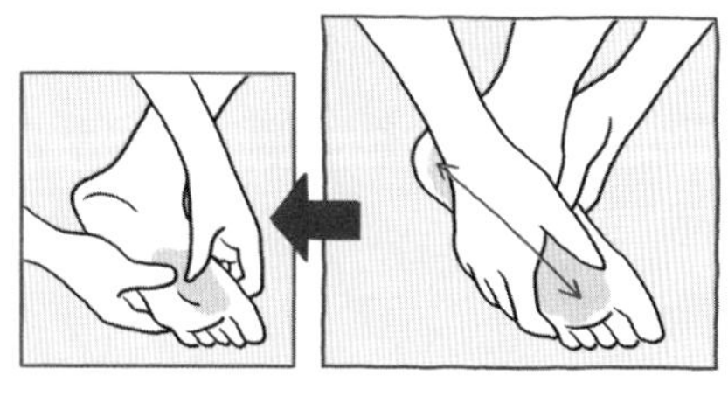

借用白麻油的力量排出血管內毒素，促進血液循環！

白麻油的滲透力強，用來按摩身體，其成分可從毛孔進入血液，運行至全身，具有溶解體內毒素並將它排出的功效。以白麻油按摩能改善血液循環，讓身體立刻變暖。

此外，手腳容易冰冷的人趁晚上洗澡前施行，效果更佳。聚集在頭部的血液會往下流，腳溫暖了，水腫消失了，睡眠品質也會跟著提升。

在浴缸裡進行「暖胸體操」

祛寒原理

■ 胸部沒有肌肉，容易引發血流不通的體寒現象。

■ 在浴缸裡進行「暖胸體操」，可以改善胸部的血液循環。

■ 胸部的血液循環變好了，全身的血液循環也會跟著改善。

{暖胸體操}

這是個一石二鳥的體操，可以美胸又能祛寒。
為了減少心臟的負擔，建議在38～40℃的溫水中進行。

讓胸部往斜上方晃動

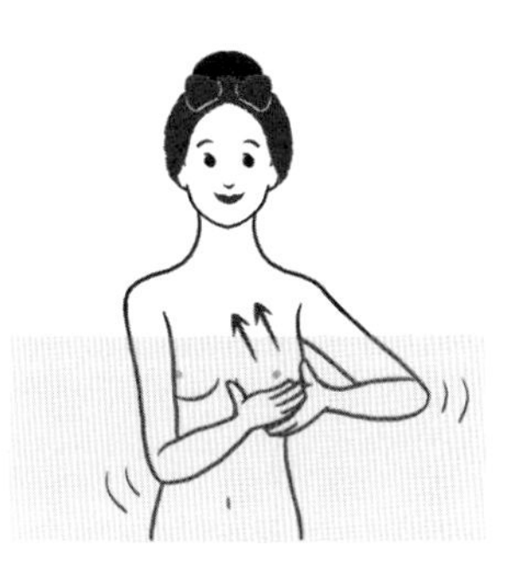

右手捧住左胸，左手也幫忙托住，一起把它往斜上方推，讓它產生晃動。重點在於手要盡量讓胸部的肉集中。左右各做10次為1回合，做滿3回合。

讓胸部往正上方晃動

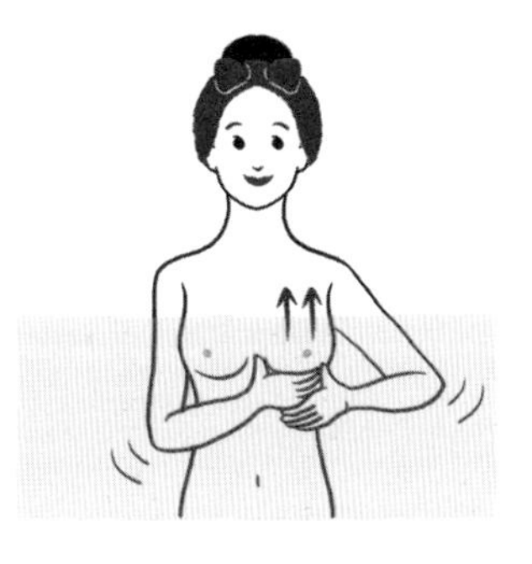

鬆手，再次用右手捧起左胸，左手也幫忙托住，一起把它往正上方推，讓它產生晃動。左右各做10次為1回合，做滿3回合。

把兩邊的胸部抬起往中間推

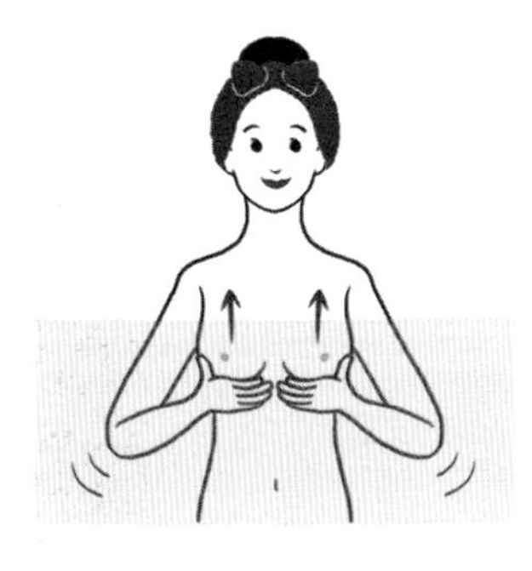

兩手各自捧著兩邊的胸部，輕輕地抬起，往中間推，讓它產生晃動。因為只動到上面，不但不會造成下垂，還可放鬆胸部。

要改善全身循環，一定要照顧好胸部！

鎖骨和腋下等乳房周圍的部位聚集了很多淋巴，這些淋巴如果不通會造成血流惡化，因此，打通乳房附近的淋巴是改善全身血液循環的關鍵。

乳房由乳腺、韌帶和脂肪構成，本身並無肌肉，因此，它的血流和淋巴都很容易阻滯，而引發體寒症狀。

這時建議你做一邊泡澡、一邊放鬆胸部與促進血行的「暖胸體操」。

胸部體操最適合在泡澡時進行，藉由洗澡水的浮力，動作起來更輕鬆，也不會傷到跟胸部彈性有關的韌帶；趁身體溫熱、血液循環良好時做，祛寒效果也會加倍。

在洗澡水裡加「入浴劑」

祛寒原理

■ 藉由泡澡讓熱水的熱度持續進入體內，溫暖身體。

■ 添加入浴劑可提高熱水的熱傳導率！

■ 放進鹽、米酒、肉桂等家裡現成的材料，輕鬆促進血行，趕走寒冷。

{用家裡現成的東西當入浴劑}

市售入浴劑除了香氣外，更具有放鬆效果，也可提高熱水的熱傳導率。
入浴劑剛好用完時，可拿家裡現有的東西取代。

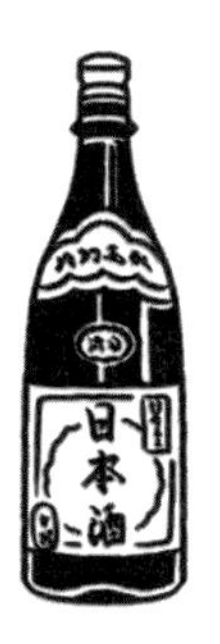

米酒

酒直接飲用可促進血行、提升體溫，拿來當入浴劑也有相同的功效。一次泡澡約加半杯，可保養肌膚、排出體內老廢物質。

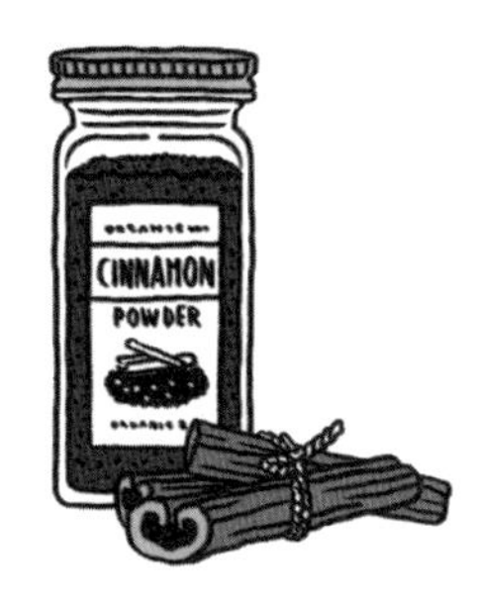

肉桂

中藥常用的肉桂又稱桂皮（精確來講是兩種不同的藥材），具有促進血行、發汗的效用。泡澡時可加2、3匙肉桂粉到水裡。

精油

柑橘、迷迭香等精油具有促進血行的功效。可在浴缸裡滴入2、3滴精油，充分攪動後再入浴，皮膚敏感的人可滴在浴室地板上，嗅聞香味就好。

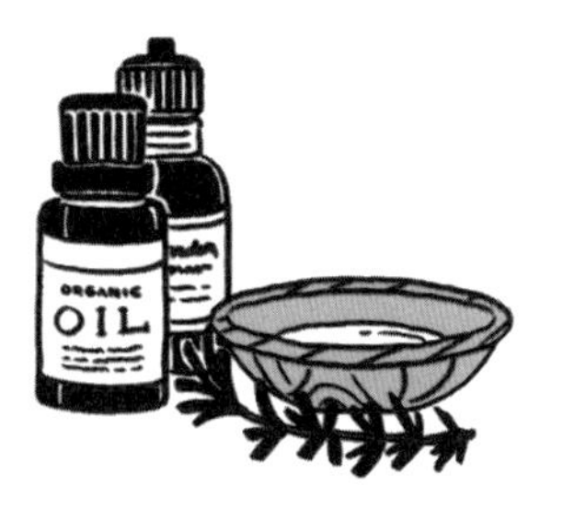

鹽

浴缸裡倒入約3大匙（45～50g）的鹽，想讓身體更溫暖的話可以加倍。建議使用富含礦物質的天然海鹽。

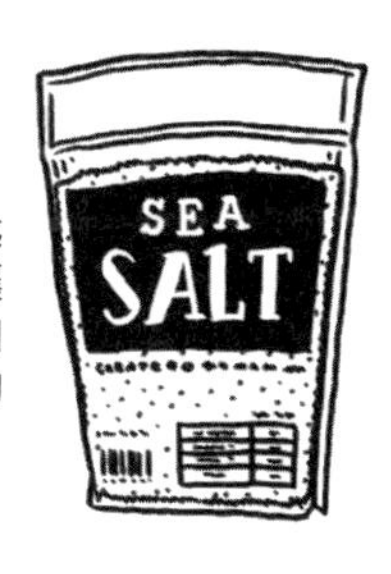

泡澡加料，可提升保暖效果！

熱水的熱傳導率本來就高，是比暖氣更方便的保暖工具。淋浴只能讓肌膚表面溫度暫時提高，泡澡因接觸熱水較久，可讓身體從內確實溫暖起來。平常時間有限，我們都是簡單淋浴就算了，但建議還是盡可能泡澡。

在洗澡水裡加入浴劑保暖效果更好，廚房裡現成的鹽或米酒都是很棒的入浴劑，就算是用一半的、喝剩的也行。想溫暖身體的話，一定要在浴缸裡加料，這是鐵則！

購買入浴劑時建議選擇碳酸系的，其中的碳酸氣會從毛孔進入體內，刺激微血管，促進血液循環。

終結體寒惡性循環的「足浴和腰浴」

祛寒原理

■ 腿部冷掉的血液會在體內運行，造成全身寒冷。

■ 身體寒冷時，為了保護體幹，會減少輸往腿部的血液，反而使身體更冷。

■ 「泡腳」可快速有效地解除腳尖和腳踝的寒冷。

■ 腰如同全身溫度的感測器，做腰浴讓腰溫暖，可終結體寒的惡性循環。

穿著衣服就可做的輕鬆足浴

泡到小腿肚的效果最佳，建議在浴缸裡進行。不用脫衣服，等蒸氣把浴室蒸暖了再進去。

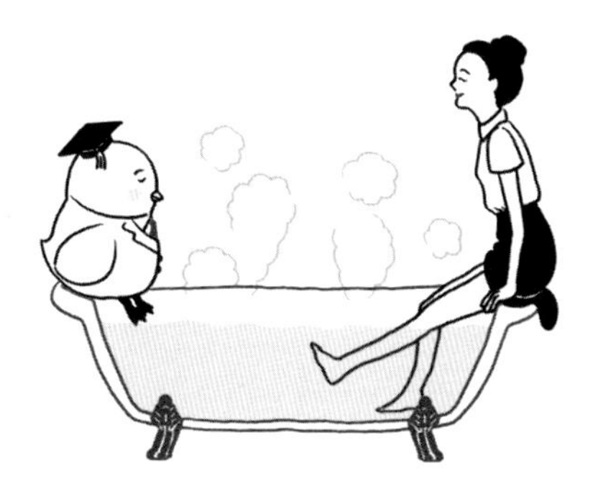

Point

- 熱水溫度可高一點（40～42℃）。
- 泡腳時間約15分鐘左右。
- 在浴缸進行最好，不大的臉盆或深及小腿肚的水桶也可。
- 泡到一半若水涼了，就再添熱水。
- 別把水打翻了。

讓身體從內確實溫暖起來的腰浴

心窩以下都泡到的腰浴能馬上達到祛寒效果。水溫不要太熱，泡到額頭出汗即可，慢慢讓身體變溫暖。泡完記得喝常溫水補充水分。

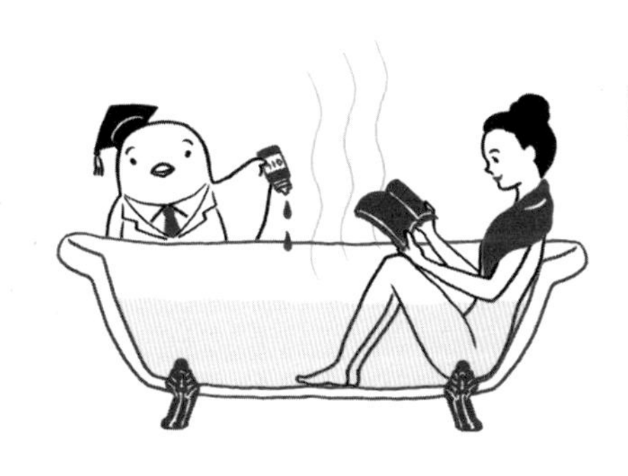

Point

- 溫水即可（38～40℃）。
- 泡澡時間約20～30分鐘。
- 水深至心窩處。
- 上半身若覺得冷，可在肩膀圍乾毛巾保暖。
- 加入浴劑或精油增加香氣，更有放鬆效果。

減輕身體負擔，並讓身體溫暖

腳趾和腳踝是最容易感到冷的部位，一旦腳把變冷的血液輸送到全身，身體就會更冷。

要解決腳趾和腳踝的寒冷首推「足浴」，穿著衣服就可做的足浴除了方便外，祛寒效果也不容小覷。

當冷掉的血液「傳染」到腳以外的部位時，身體為求自保，會減少輸送到腳的血液，使腳的血液循環變差、體寒加劇。

切斷「體寒惡性循環」最有效的方法就是「腰浴」，讓腰部以下泡在熱水裡。腰負責感知全身的溫度，腰浴能夠暖和腰部，讓身體不會產生過度的自我防衛，溫暖的血液便可運行全身。

❹的解答 不一定 因個人體質而異，判斷標準為泡完是否能保暖20分鐘。

用蒸氣「熱敷脖子」保暖效果更好

祛寒原理

■ 熱最容易從脖子後的皮膚進入體內，只要熱敷脖子，連指尖很快都會變暖。

■ 熱敷脖子是讓蒸氣附著在皮膚上，利用它還原成水產生的熱能溫暖脖子。

■ 比起乾燥的熱能，溫暖的蒸氣傳熱範圍更深更廣，保暖效果更好！

{熱敷脖子的方法}

平時輕鬆可行的 3 種熱敷方法。
熱敷脖子後面效果最好，身體很快就會變溫暖。

方法 1 自製熱毛巾溫熱脖子

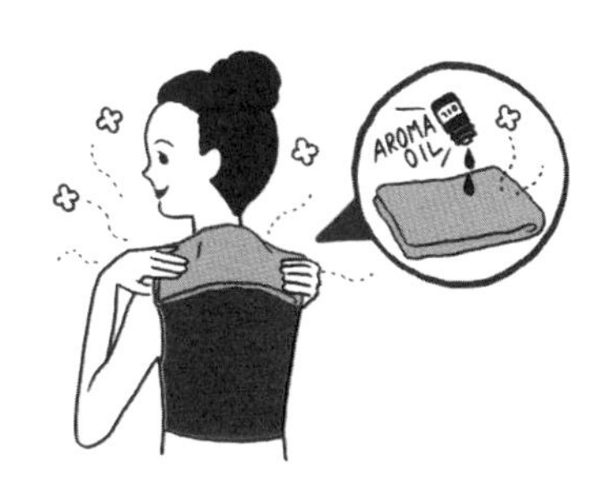

毛巾浸濕擰乾，以微波爐加熱（600W）50秒後取出，敷在脖子後，小心別燙傷。滴幾滴精油在毛巾上放鬆效果更好。

方法 2 泡澡後，用蓮蓬頭沖水集中加熱

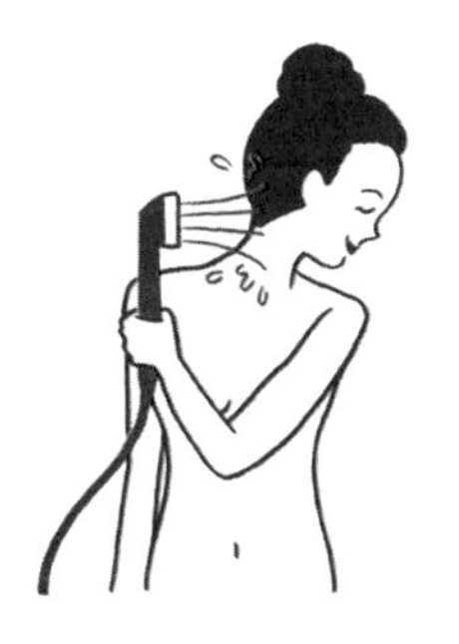

除了泡澡時讓水淹到肩膀，泡完澡後起身，用蓮蓬頭的水柱沖脖子後面集中加熱，更可讓全身都暖呼呼的！

方法 3 善用熱敷小道具

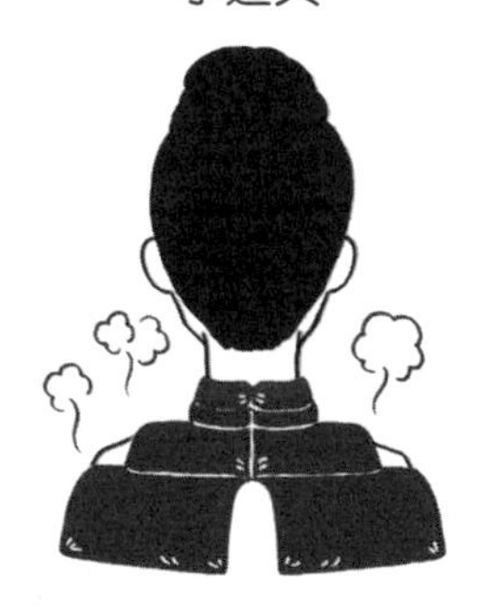

利用市售熱敷用品，如肩頸專用熱敷貼，或微波加熱可重複使用的熱敷包等。熱敷時間約25～30分鐘。

用蒸氣熱敷脖子，讓全身都暖呼呼的

保暖的重點部位除了腹部、腰部以外，脖子後面的效果也很快，一下子就能感受到溫暖。

脖子後面和背部表層附近有一條連接神經束的「脊髓」，皮膚表面的溫度很容易透入，皮膚的感受性也較高。

再者，利用蒸氣的力量，不只皮膚表面，連體內都能有效地溫暖起來。

跟熱水袋或暖暖包不同，蒸氣熱敷是利用附著在皮膚的蒸氣還原成水產生的熱能間接地溫熱皮膚，比起單純只用乾熱搗著，熱可傳播到更深層，範圍也更廣。有報告指出，用蒸氣熱敷脖子後面，連指尖都會馬上溫暖起來。

「暖暖包」擺對位置效果加倍

祛寒原理

■熱的傳播採左右對稱形式，善用此特點，讓暖暖包發揮更大效率。

■把暖暖包放在鼠蹊部，可溫暖流向腳尖的「鼠蹊動脈」血液，改善腳的冰冷。

■將暖暖包貼在能讓身體溫暖的穴位上。

一般暖暖包使用方式

坐著辦公時讓暖暖包呈Ｖ字擺放，穿著短褲就交叉擺放，保暖效果更佳。

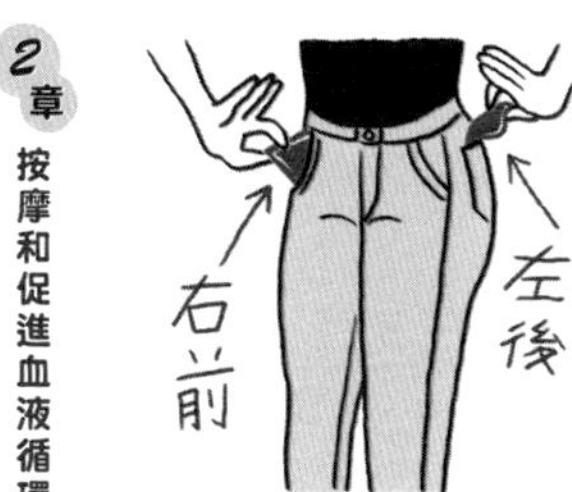

以右前左後或左前右後的方式擺放

將2片暖暖包分別放進左後和右前的口袋裡，覺得有點熱了就交換，改放左前和右後。由於左側暖暖包的熱會傳播到右側，可更有效率地溫暖身體。

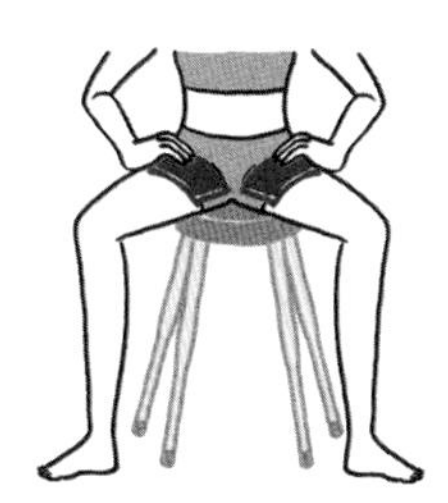

貼著鼠蹊部呈V字擺放

讓暖暖包貼著鼠蹊部呈V字擺放，可讓流往腳尖、通過鼠蹊動脈的血液溫暖起來，連腳趾都暖呼呼的，如果只有1片暖暖包就左右輪流擺放。

貼式暖暖包使用方式

溫熱把能量送至全身的「氣海穴」，以及提高消化機能、幫助產生熱能的「中脘穴」。

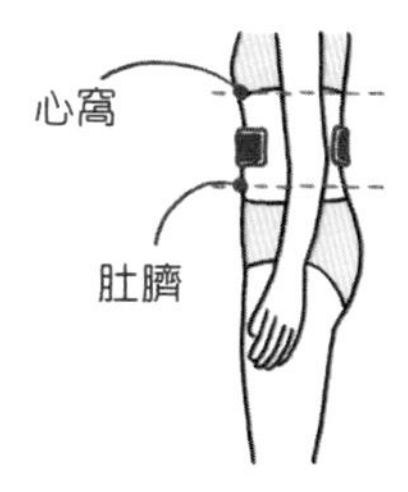

貼在胃的地方

心窩和肚臍中間、胃正上方有個「中脘穴」，把暖暖包貼在它的上面及背面。不要直接貼在皮膚上，請隔著衣服貼。

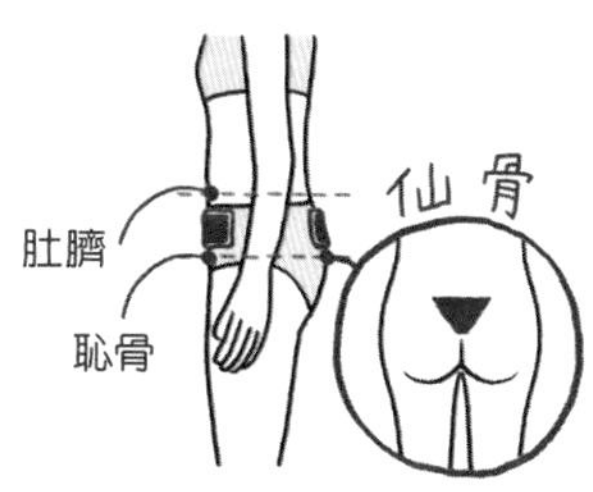

貼在下腹部

肚臍和恥骨中間有個「氣海穴」，氣海穴背面、骨盆後面的仙骨附近也有很多穴位，請把暖暖包貼在這兩處。

善用體寒者的好朋友——暖暖包！

暖暖包是最受歡迎的保暖小道具之一，體寒怕冷的人應該都離不了它吧？

事實上，只要留意暖暖包的擺放位置，就可讓保暖效果大幅提升。

比方說，熱具有左右對稱傳播的特性，只要將暖暖包交叉擺放，就可更有效率地將熱能補充給身體中心，不一會兒，全身都會暖呼呼的。

此外，肌肉量多的大腿、大動脈經過的鼠蹊部，以及防止寒氣入侵的穴位等，只要把暖暖包放在這些重點部位，短時間內就能讓身體溫暖。

不過，貼式暖暖包可能因久坐或在睡時使用，使皮膚受熱太久，造成低溫燙傷，請務必小心。

「艾灸」給你不畏寒的體質

祛寒原理

- 艾灸是將艾草製成的艾柱加熱，直接刺激、溫熱穴位。
- 艾草獨有的藥性能提高免疫力，讓身體從內溫暖起來。
- 直接施予穴位熱刺激，有助調整自律神經、促進血行。
- 透過穴位，溫熱效果將到達全身！

{艾灸的雙重效果}

現在的艾灸都附有台座，燒艾的熱不會直接接觸皮膚。
艾灸的溫熱和藥效兩種效果能讓全身溫暖起來。

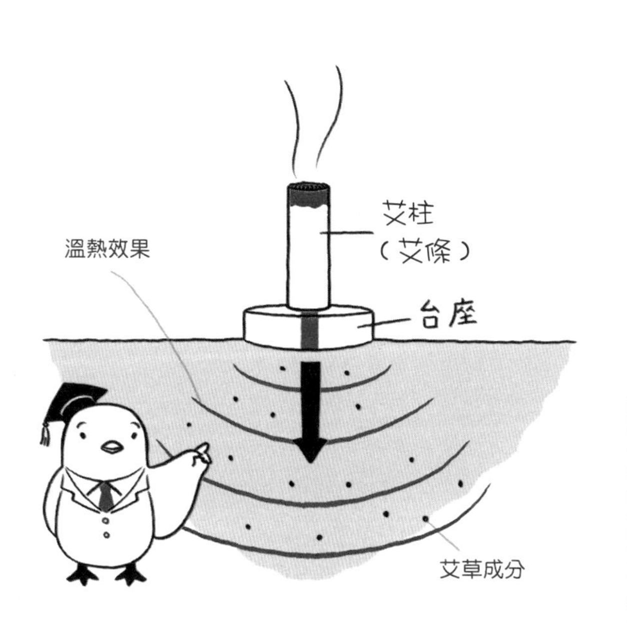

效果 1

艾草藥效

艾草的成分滲入穴位裡，可提高人體與生俱來的自癒力。不像泡澡只能暫時讓身體保持溫暖，艾灸可從根本打造不畏寒的體質。

效果 2

溫熱效果

由於艾灸直接作用在祛寒穴位上，溫熱可滲入體內，改善血流阻滯，不但能讓身體從內溫暖起來，也能改善自律神經失調，全身的血液循環都會變好。

藥效與熱效從穴位擴展全身

艾灸這種療法是在艾草製的艾柱上點火，藉由燃燒艾柱產生的熱，刺激皮膚表面的穴位。

艾草成分滲入穴位裡，會增加血中的白血球，人體天生的自癒力提升，身體便確實溫暖起來。

再者，直接刺激穴位，可調節管控身體各種活動的自律神經，並有促進血行的功效。不是暫時提供某部位溫暖，溫暖穴位可讓溫熱效果擴展全身。

溫暖的血液運行身體各個角落，也可改善體寒引起的代謝遲緩，肩頸僵硬、頭痛、經期不順等不適都可得到紓解。明明穿很多衣服了、也泡澡了，卻還是改善不了體寒，不妨試試用艾灸刺激穴位吧！

{嘗試艾灸療法}

手背上、拇指和食指根部中間凹進去的地方叫「合谷穴」，此穴就連初學者也很容易找到。
刺激此處不但能祛寒，對改善肩頸僵硬、消除眼睛疲勞也很有效。

艾灸「合谷穴」

認穴位

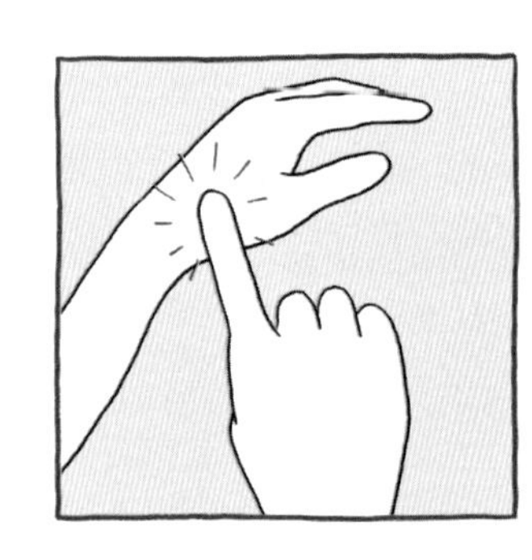

用指腹搓摩皮膚的表面，手指突然卡住的地方就是穴位。因為血行不良的關係，要施灸的穴位通常已失去彈性，感覺會有點凹陷。

2

做記號

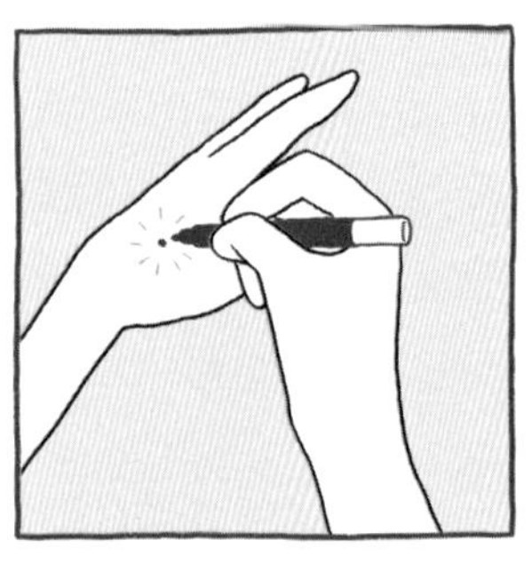

找到穴位後，用水性筆做記號。水性筆的墨水做完就能洗掉，大可放心。

燃艾柱

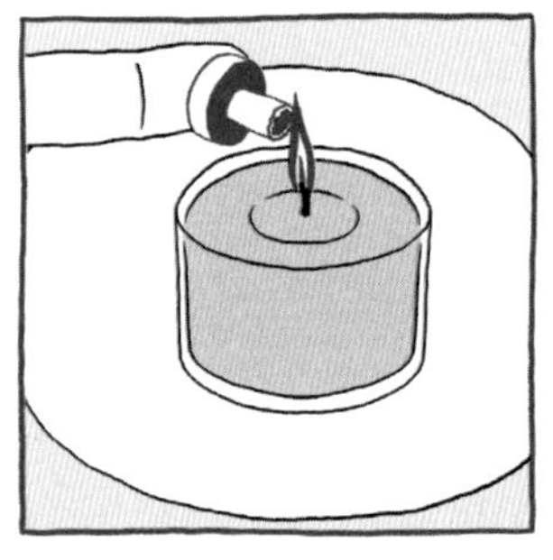

先點燃蠟燭等作為火源。撕下台座底下的貼紙，暫時貼在手上，點燃艾柱。先準備好菸灰缸或裝有水的器皿，以便使用後將火撲滅。

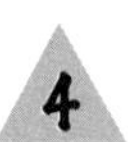

放穴位

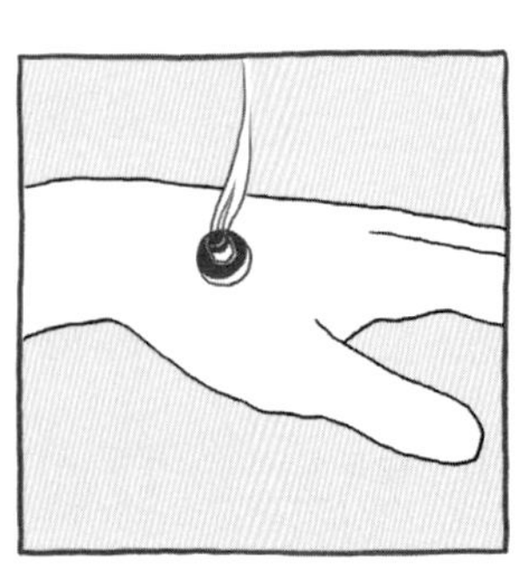

艾灸做記號的地方。只要台座是熱的，艾柱熄了也沒關係。一直擺著，等台座涼了再移開，感到燙就馬上移開台座，千萬不要忍耐！

{對付各類體寒　超級有效的穴位}

灸哪裡比較有效？這因體寒類型而異。
先找出自己屬於哪種體寒，再針對特定穴道艾灸。

TYPE B 慢性體寒症

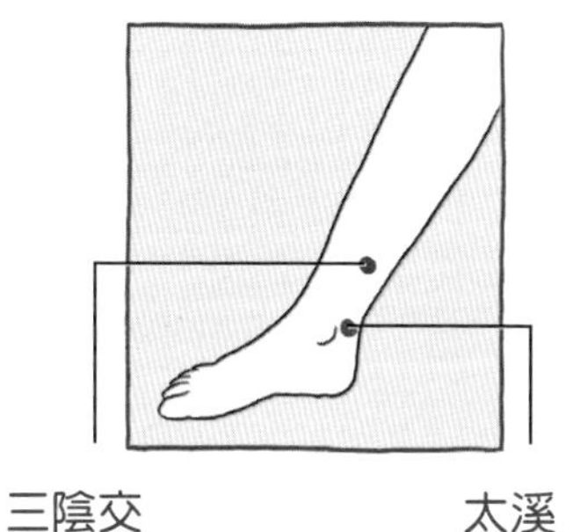

三陰交

小指放在足內踝尖上、往上約4指寬的地方，壓一下會痛。

太溪

位在阿基里斯腱和內踝的中間。足內踝後就是太溪穴。

TYPE A 吹冷氣引起的夏日體虛倦怠

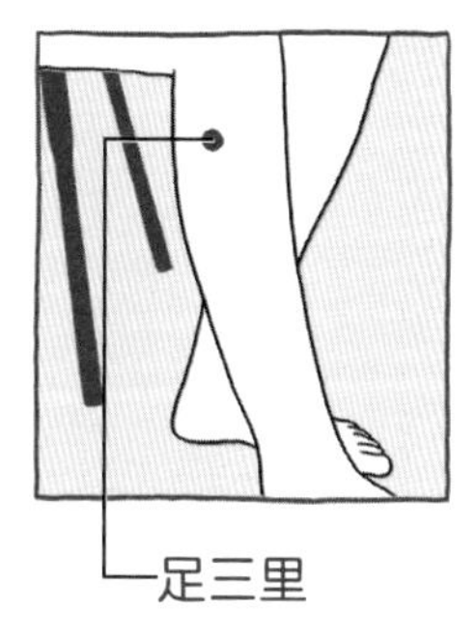

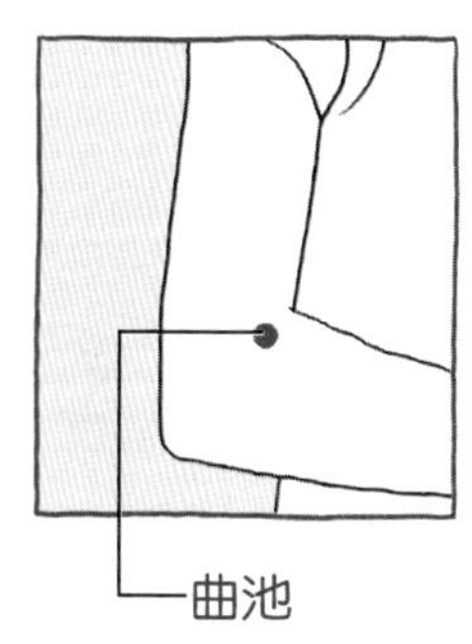

足三里

位在腿膝蓋骨外側下方凹陷往下約4指寬處、脛骨邊緣。

曲池

位在手肘關節骨附近。彎曲手肘，內側會出現一條橫紋，曲池穴就在其上。

TYPE C 手腳冰冷，上半身卻很熱

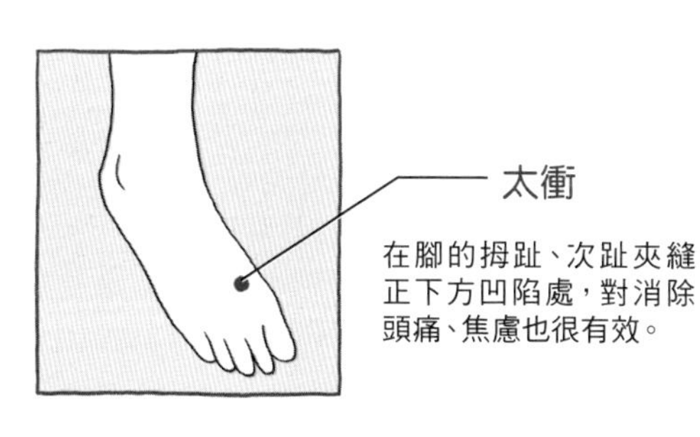

太衝

在腳的拇趾、次趾夾縫正下方凹陷處，對消除頭痛、焦慮也很有效。

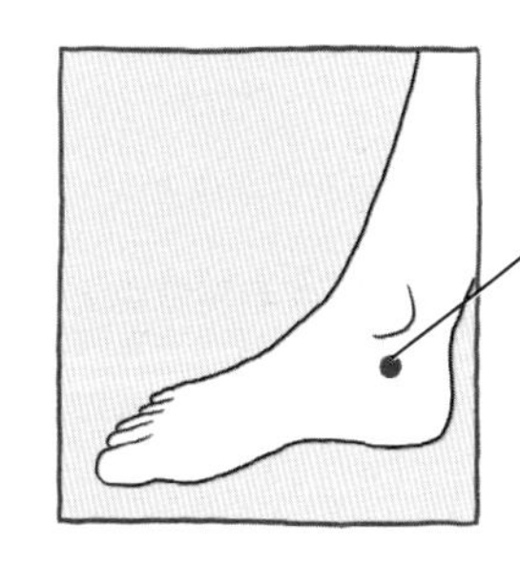

照海

在足內踝下方約1指寬處，壓一下會痛，對消除腳部水腫也很有效。

方便又有效的「**寶特瓶溫灸**」

祛寒原理

■把裝熱水的寶特瓶放在穴位上，讓皮下溫度升到50～70℃，藉此打通血路。

■某些穴位可有效改善因體寒引起的肩頸僵硬、頭痛等不適，寶特瓶溫灸就是針對這些穴位施予熱刺激。

{ 自製寶特瓶溫灸器 }

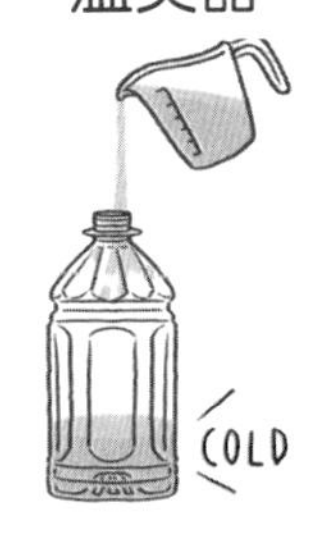

耐熱寶特瓶裡放入**1/3**的冷水

準備2個350ml耐熱寶特瓶，先裝入1/3冷水。

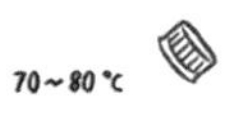

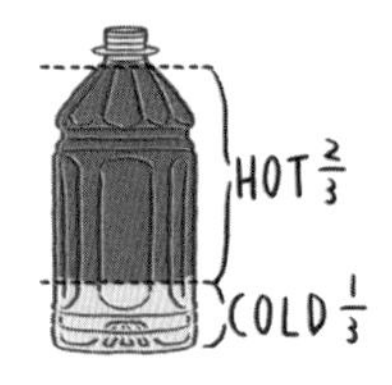

倒入熱水，將寶特瓶裝滿

使用耐熱量杯，把沸騰熱水注入裝有冷水的寶特瓶裡，讓水溫達到70～80℃。小心不要燙傷，瓶蓋務必旋緊。

{寶特瓶溫灸器使用方法}

寶特瓶面積大，取穴不必準確，
就算不太清楚穴位的位置，也能得到溫灸效果。

方法 1

盡量直接接觸肌膚

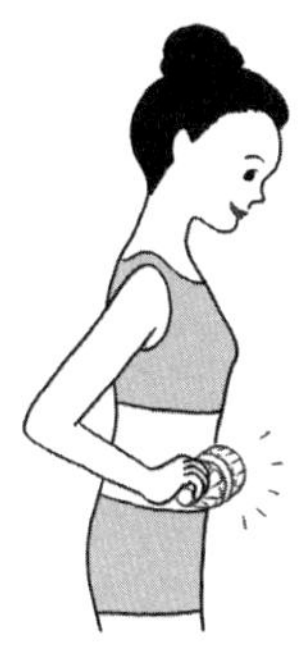

對準穴位放上寶特瓶。隔著褲襪或內衣也可，但請盡量直接接觸肌膚，熱確實傳進皮膚裡，溫灸效果較好。

方法 2

重複「壓一下、拿開」3～5次

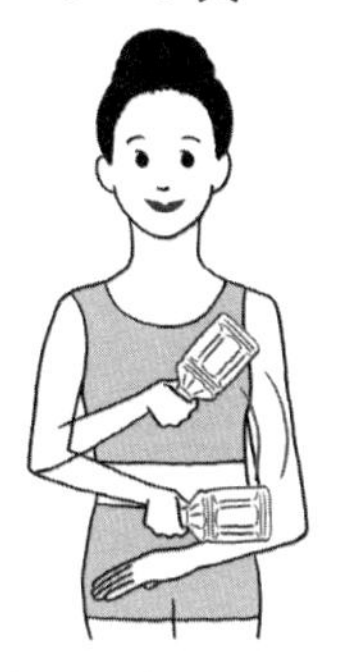

用寶特瓶按壓身體，覺得熱了就馬上拿開，然後再按、再拿開……，重複相同動作。大概以「壓3～5秒、拿開」的節奏進行3～5次即可。

方法 3

按部就班施做

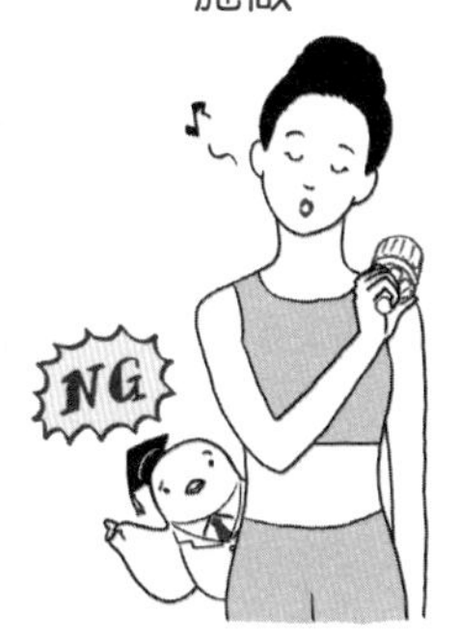

先從身體其他部位開始溫灸，再慢慢靠近疼痛部位，以避免從疼痛部位開始施做可能引發的「暈灸」。

只要用裝熱水的寶特瓶按壓穴位，超簡單！

通常「灸」是指燃燒艾柱的艾灸，但利用耐熱寶特瓶和熱水自製的「寶特瓶溫灸」，也可讓穴位附近的皮膚升溫。

讓穴位附近的皮下溫度達到50～70℃來刺激穴位，可改善血液循環，也能有效消除因體寒引起的頭痛、生理痛、肩頸僵硬、腰痛等各種不適。

只是用寶特瓶按壓穴位而已，非常簡單，早晚各做5分鐘，效果不同凡響。此外，市售寶特瓶裝熱飲大概都有50～60℃，買飲料時順便溫暖穴位也很方便。有一點要小心，施做過度可能會「暈灸」，感覺噁心想吐，這時就要先休息1～2天再進行。

{放鬆寒冷引發的肩頸僵硬}

天氣冷時，肩、頸的血液循環會變差，導致老廢物質排不出去，使得僵硬情形益發嚴重。這時溫暖手、腕、脖子的穴位，可紓解疼痛與不適。

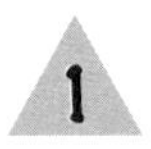

按合谷穴

用寶特瓶底部按壓拇指和食指指骨交會處的「合谷穴」。重複「壓一下、拿開」數次後，換手重複相同動作。

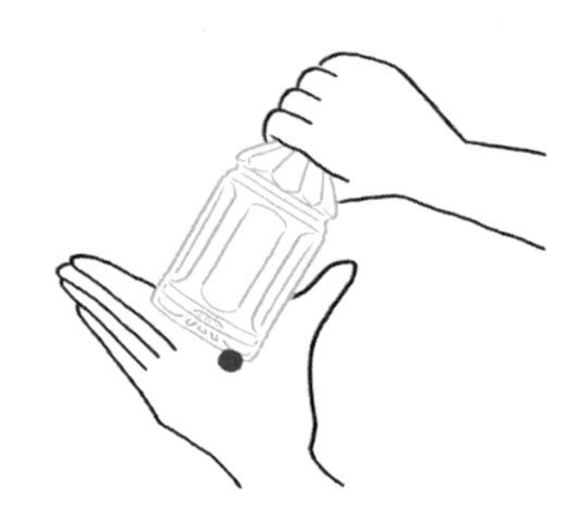

按手三里

手背朝上，彎曲手肘，彎曲處往前3指幅、肌肉隆起處便是「手三里」，用寶特瓶底部邊緣按壓此處。重複「壓一下、拿開」數次後，換邊重複相同動作。

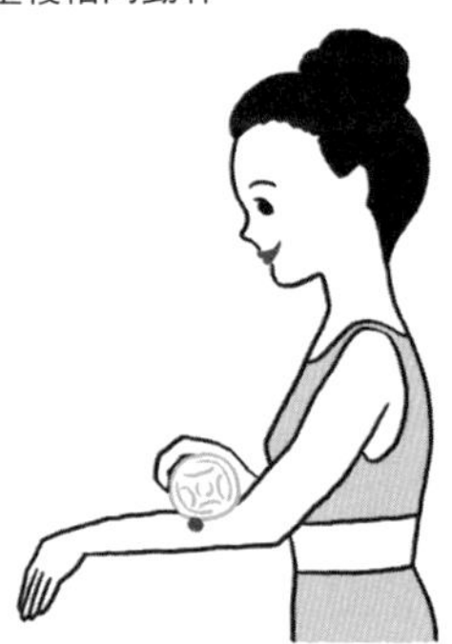

按肩井穴

「肩井穴」位於大椎穴（低頭時最突出的骨頭下方）與肩峰端連線的中點。用2支寶特瓶的側面按壓此處，重複「壓一下、拿開」數次。

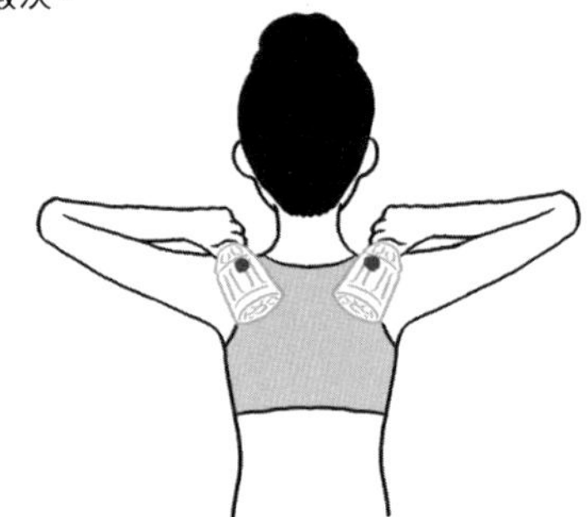

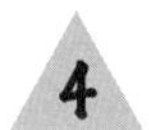

按風池穴

「風池穴」位在髮際中央往外2指幅處，左右各一。用2支寶特瓶的底部邊緣按壓此處，重複「壓一下、拿開」數次。

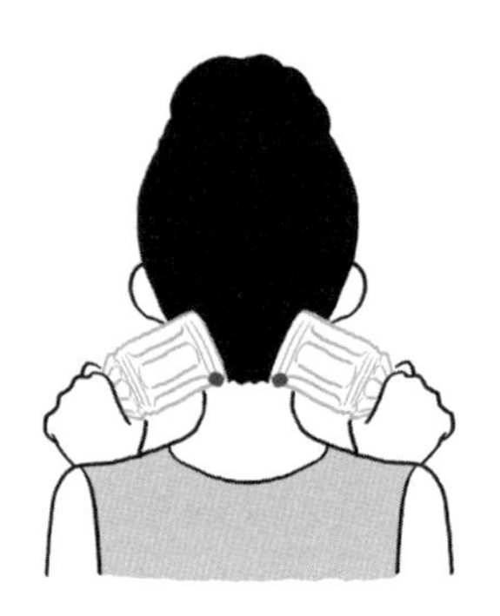

{緩解寒冷引發的頭痛}

天氣冷時，肌肉會收縮，造成神經與血管受到壓迫而引發頭痛。
這時以溫灸溫暖穴位，有助於緩解疼痛。

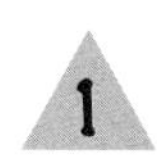

按申脈穴

此穴位於外踝尖正下方。用2支寶特瓶的底部邊緣按壓此處。重複「壓一下、拿開」數次。

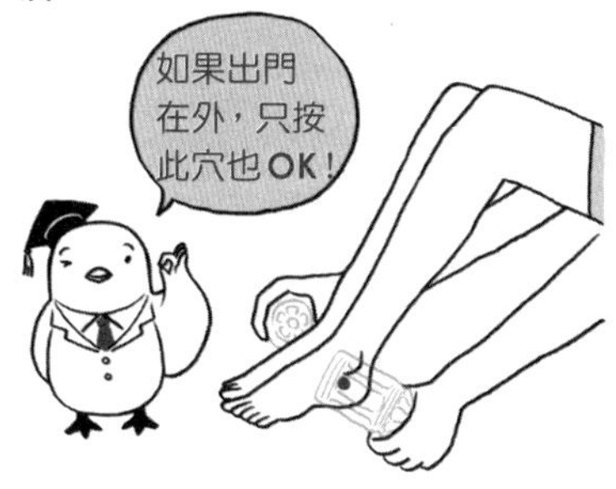

按三陰交

寶特瓶拿直的，用側面按壓足內踝突起處往上約4指寬的「三陰交」。重複「壓一下、拿開」數次後，換手重複相同動作。

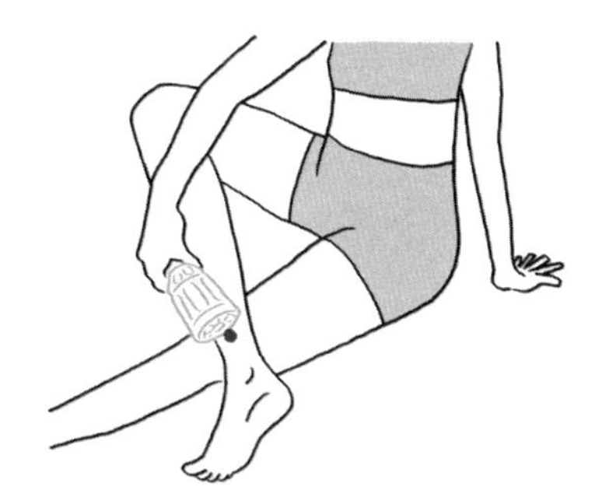

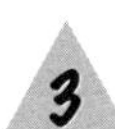

看哪裡痛 就按哪裡

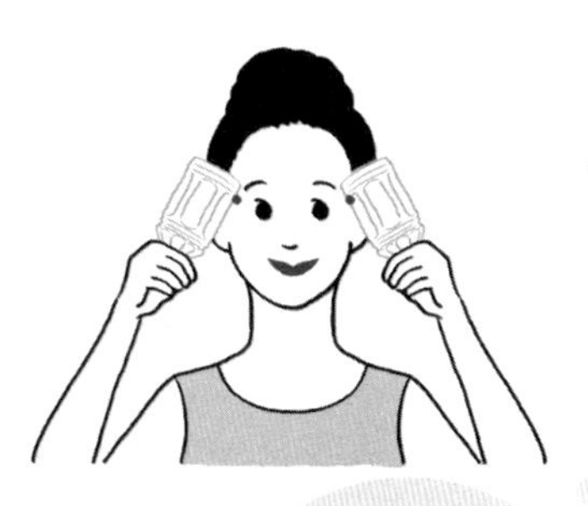

太陽穴附近疼痛 →按太陽穴

眉梢與外眼角中間、向外2指幅寬的凹陷處便是「太陽穴」。用寶特瓶底部的邊緣按壓此處，重複「壓一下、拿開」數次。

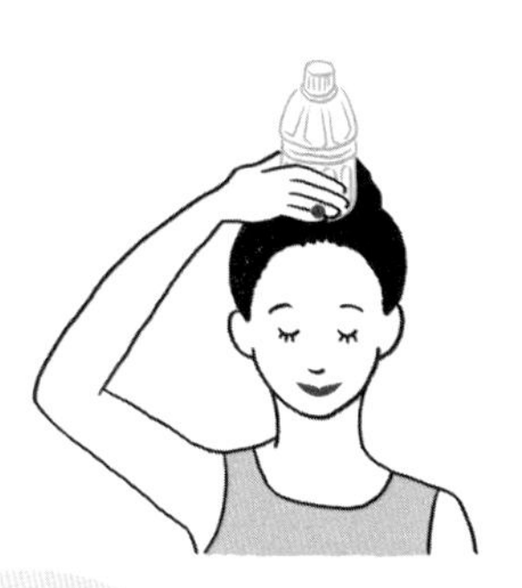

額頭附近疼痛 →按顱會穴

臉的中心線上、髮際往上3指幅處便是「顱會穴」。用寶特瓶底部按壓此處，重複「壓一下、拿開」數次。

5的解答 紅豆大福 因紅豆可讓身體溫暖起來。

去除阻礙血流的「角質」

祛寒原理

■角質是死掉的細胞，血液流不過去，因而會引發體寒。

■身體變冷會引發新陳代謝變慢、角質更厚的「惡性循環」。

■將阻礙熱能傳送的角質去除後，穿襪子或使用熱水袋的保暖效果會更好！

抗寒的基本角質護理

1週1回、分數次進行即可，去角質若太過度，
為了保護肌膚，角質反而會變得更厚，而害腳部發冷。

用銼刀磨除腳皮

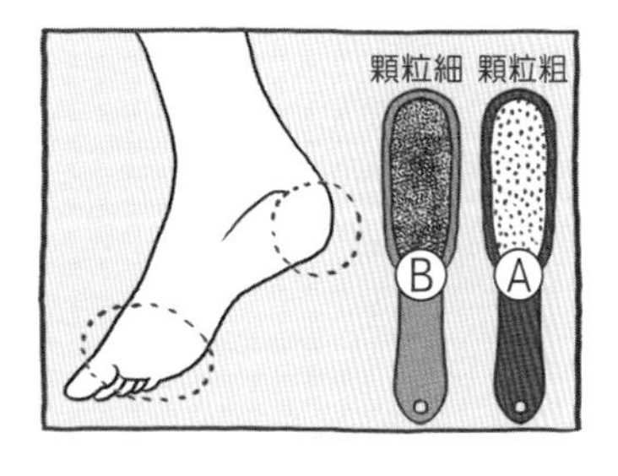

A是顆粒較粗的指甲銼，拿它輕輕刮過整個腳底，包括角質易增生的趾縫，腳心不必刮。為防刮太深，腳不用先泡軟，直接磨皮即可。B是顆粒較細的指甲銼，用來修整A刮過的角質表面，使用時不要用力，滑過皮膚即可。

用去角質霜按摩

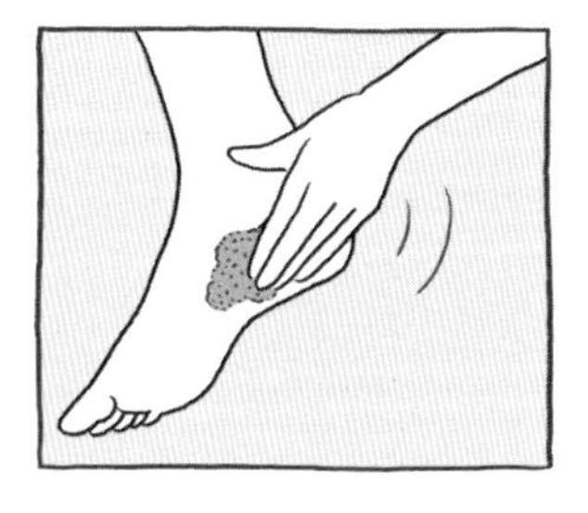

用手沾取50元硬幣大小的去角質霜，沿著腳背、腳踝輕輕搓揉整隻腳。腳跟就用手掌包覆住再搓揉。去角質霜建議選擇洗臉用、顆粒較細的。

拍上化妝水&塗抹乳液+精華油

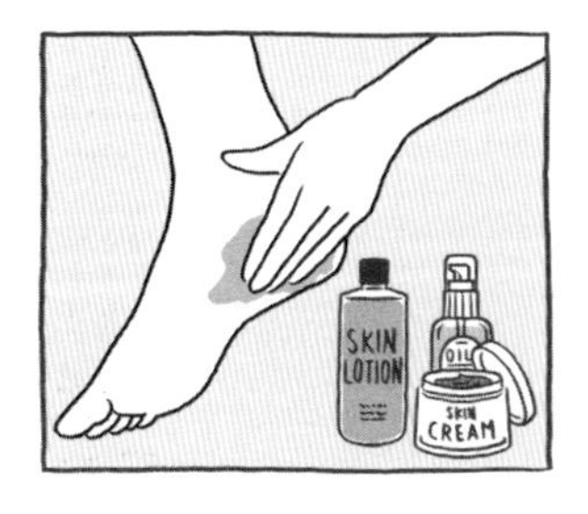

用化妝水拍打整隻腳，最後抹上保濕乳液。可加1滴精華油到乳液裡拌勻使用，保濕效果更好。

冬天粗糙腳後跟是腿部發冷的兇手!?

角質其實就是「死掉的細胞」，角質很厚的地方血液流不過去，隨著血液流往身體各處的熱能當然也傳送不出去。不僅如此，角質太厚的話，連襪子、熱水袋等從外部提供熱能的保暖物品都發揮不了效用。

再者，體寒引起的血液循環變差會使新陳代謝變慢，只會使角質越來越厚。換句話說，放著角質變厚不管的話，會引發血流阻滯、身體寒冷→角質變得更厚→身體更加寒冷，陷入「體寒的惡性循環」。

要切斷這個惡性循環，必須去除阻礙熱能傳送的角質。去角質最佳時機是泡完澡休息的時候。保持腳部皮膚光滑，也能提高襪子、熱水袋等保暖用品的效果。

3章

打造發熱體質的飲食法

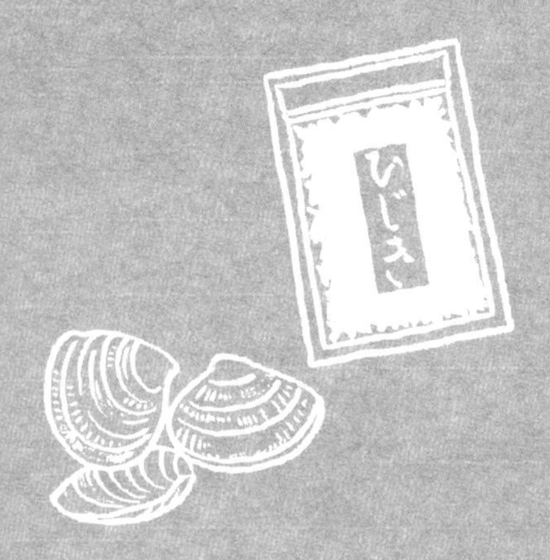

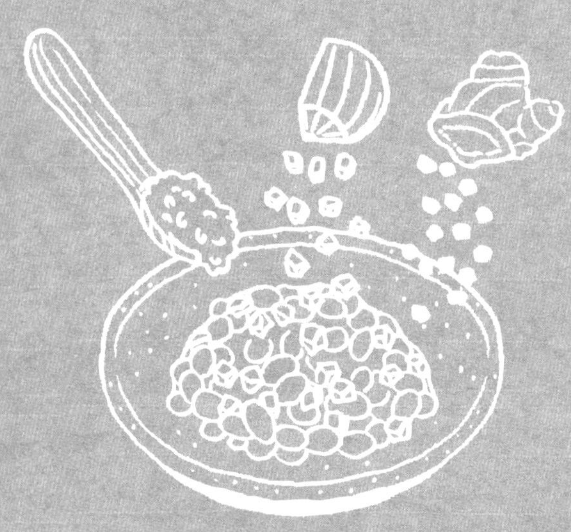

認識能提供身體熱能的食物，
平常就可多加攝取。
但不是要你拚命吃、吃太飽的意思。
本章將介紹如何吃、吃什麼
才能有效改善體寒。

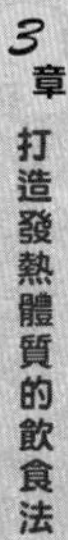

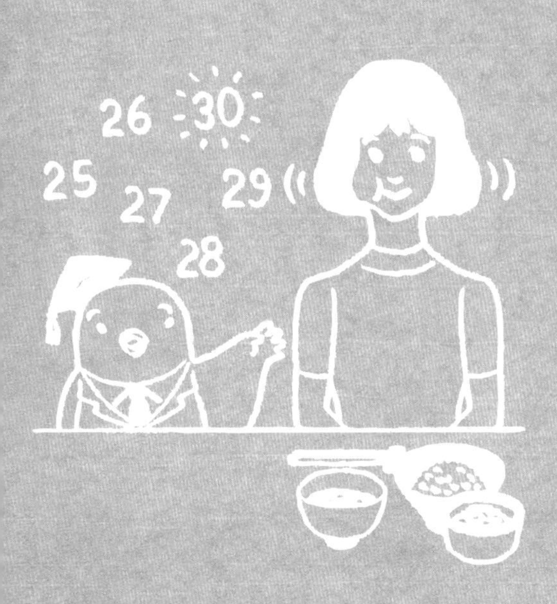

祛寒要訣3

細嚼慢嚥，並多吃能讓身體發熱的食物

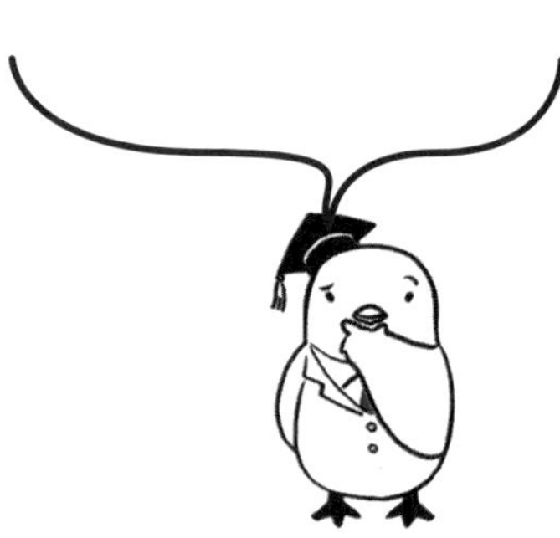

身體的熱是藉由吸收、代謝食物所含營養素而產生的。注重飲食內容、在烹調上下工夫，可以確實改善畏寒體質。養成讓身體溫暖的飲食習慣，不但全身血液循環會變好，也能從體內自動產熱。

提高體溫得靠肌肉，而肌肉是由蛋白質組成的，然而，時下女性因過度減肥，肉、魚、大豆製品等攝取量普遍不足。若真的很在意體重，就多攝取豆漿、納豆等健康的大豆蛋白質吧！此外，堅果富含可促進血液循環的維生素E，蔥薑蒜等辛香料有助提高代謝，請配合暖身的食材均衡攝取。

不過，千萬不可吃太飽！吃太飽會讓血液集中在消化器官，到達不了身體的「發熱裝置」肌肉，導致體寒的情形。飲食適量、細嚼慢嚥才不會造成腸胃負擔，也能提高吸收率。飲食內容也要注意，不要攝取生冷食物，讓寒氣進入體內。

再者，有體寒困擾的人通常腸道環境都不太好，消化不良，營養無法確實吸收，體內也無法產出熱。此外，神經傳導物質「血清素」分泌不夠，也會造成血流阻滯，引發體寒。要從腸道改善體寒，多吃「暖腸的食物」效果卓著，如優格、納豆等發酵食品。腸內好菌增加，腸道環境改善，提供熱能的營養素能確實被吸收，全身血液循環都會變得順暢。

祛寒重點

- 攝取提供熱能的營養素，讓身體自行產熱。
- 不吃會讓身體發冷的食物。
- 改善腸道環境，讓提供熱能的營養素確實被身體吸收，血液循環就會變好。

多吃「**大豆蛋白**」增加肌肉

祛寒原理

■ 納豆、豆腐、味噌等大豆製品富含蛋白質。

■ 蛋白質是負責產熱的肌肉的原料。

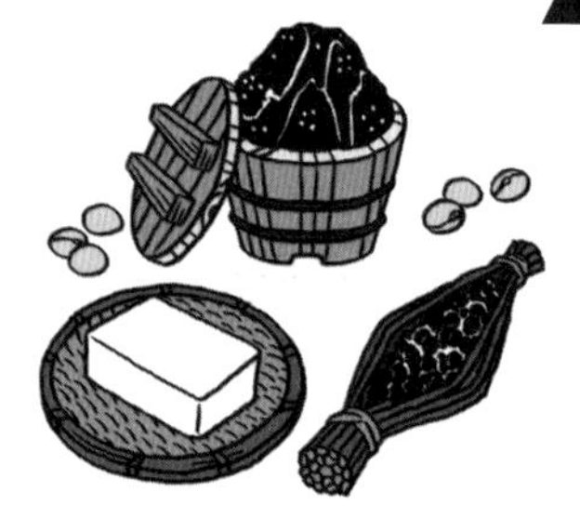

富含大豆蛋白質的食物

- 黃豆
- 豆漿
- 豆腐
- 油豆腐
- 納豆
- 味噌

以上食物除了脂肪比魚、肉類少之外，更含有預防便祕的膳食纖維，以及作用類似女性荷爾蒙的大豆異黃酮。

充分攝取造血必需的「鐵質」

祛寒原理

■ 氧是燃燒能量、保持體溫不可或缺的。

■ 鐵是負責運送氧的紅血球的原料。

■ 攝取含有大量鐵質的肝臟、黑木耳或黑芝麻，讓氧送達全身，產生熱能。

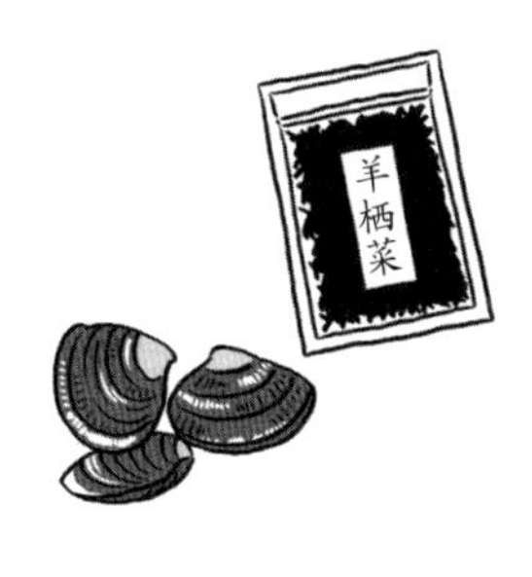

富含鐵質的食物

- 肝臟
- 青菜
- 貝類
- 果乾
- 黑木耳、黑芝麻
- 羊栖菜

祛寒益智問答 6 咖啡和紅茶，哪一種能讓身體溫暖起來？（答案見 P.89）

富含「維生素B1」的食物有助代謝

祛寒原理

■ 維生素B1有助分解白飯或麵包裡面的醣，使其燃燒變成能量，提高體溫。

■ 吃太多甜食、喝太多酒會消耗維生素B1，使體溫下降。

■ 多吃豬肉或糙米等富含維生素B1的食物，可促進代謝。

富含維生素B1的食物

- 豬肉
- 糙米
- 麥芽粉
- 鰻魚

補充可淨化血液的「維生素E」

祛寒原理

■ 維生素E具有很強的抗氧化作用，可預防血栓、淨化血液。

■ 多吃堅果，或用橄欖油、芝麻油煮菜，可促進全身血液循環，改善體寒。

富含維生素E的食物

- 杏仁
- 橄欖油
- 核桃
- 芝麻油
- 芝麻
- 南瓜
- 酪梨

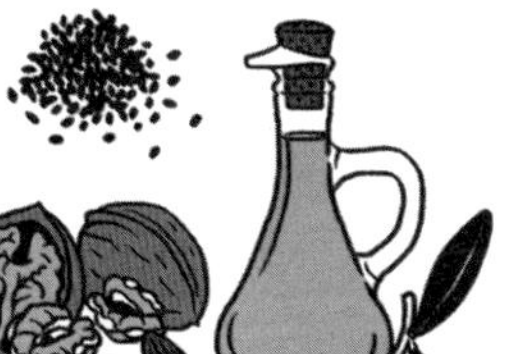

將核桃、杏仁等堅果碾碎，撒在料理上，可確實補充維生素E。

❻的解答 紅茶 因紅茶是陽性食材（見P.93），飲用時加點薑泥，暖身效果更好！

味噌湯添加「提味佐料」

祛寒原理

■ 蔥、韭菜、花椒等佐料所含的香味成分可促進血液循環。

■ 改善腸胃血流，促進消化，可幫助營養素的消化、吸收。

■ 味噌湯裡已含有產熱原料大豆蛋白，再加上提味佐料，暖身效果更佳！

{聰明攝取佐料　味噌湯做法}

富含大豆蛋白的味噌湯，加上促進血液循環的佐料，
是暖身效果的最佳組合。

※材料皆是1人份

納豆韭菜味噌湯 撒七味粉

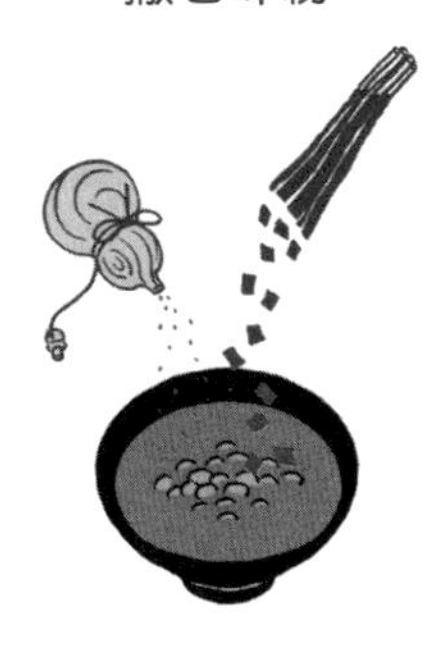

1杯高湯以中火煮滾後，溶入2小匙味噌。放入1盒納豆、3根切碎韭菜，攪拌一下，最後撒上七味粉提味。

牛蒡油豆腐味噌湯 撒花椒粉

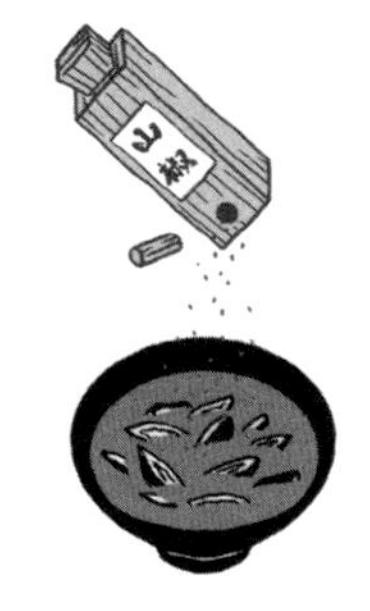

1/4根牛蒡切薄片，加1/4片油豆腐、1杯高湯一起煮。牛蒡煮軟後，溶入2小匙味噌，撒上適量花椒。

豆腐蔥花味噌湯

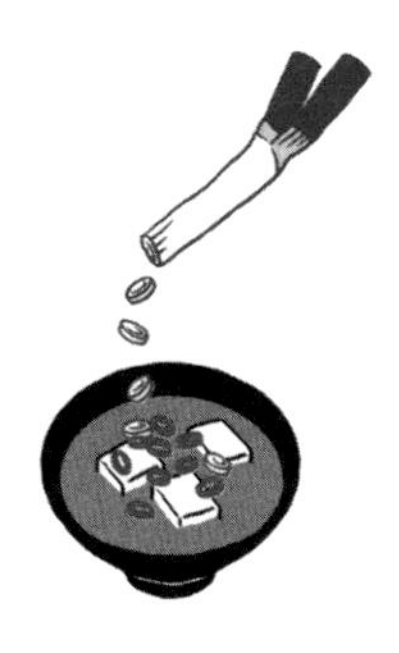

1/4盒豆腐切成一口大小，與高湯1杯一起放入鍋裡，開中火煮滾，溶入2小匙味噌，再撒上1/8根蔥花和1小匙麻油提味。

利用味噌湯＋提味佐料的雙重力量，製作最溫暖的湯品

蔥、花椒、韭菜等佐料除了可增加料理風味、刺激食慾，暖身效果更是超群！這些食材的香味成分可促進血行、提高代謝，加進湯或火鍋裡吃下去，全身都會暖呼呼的。

此外，提味佐料能改善腸胃血流，促進消化，可幫助消化、吸收蛋白質等祛寒必需的營養素。

特別是大量使用發酵大豆的味噌湯，因為含有產熱原料大豆蛋白，再加上提味佐料，暖身效果更棒。

吃早餐可以讓身體「開機」，早餐喝點加入提味佐料的味噌湯，能讓身體一整天都暖呼呼的！想要祛寒的話，早上一定要喝味噌湯。

多吃富含「維生素C和鐵」的根莖類

祛寒原理

■根莖類蔬菜含有可提高鐵質吸收的維生素C，而鐵又是造血原料，多吃根莖類蔬菜能讓身體產生熱能。

■根莖類蔬菜富含膳食纖維，能消解跟體寒密切相關的便祕，使血流順暢。

■東方醫學認為根莖類蔬菜裡蘊藏著大地能量，是「能讓身體溫暖的食材」。

{根莖類蔬菜是能暖身的「陽性食物」}

東方醫學將食材分成能讓身體溫暖的「陽性」，以及會讓身體變冷的「陰性」。
長在地下的根莖類蔬菜是「陽性」代表食材。

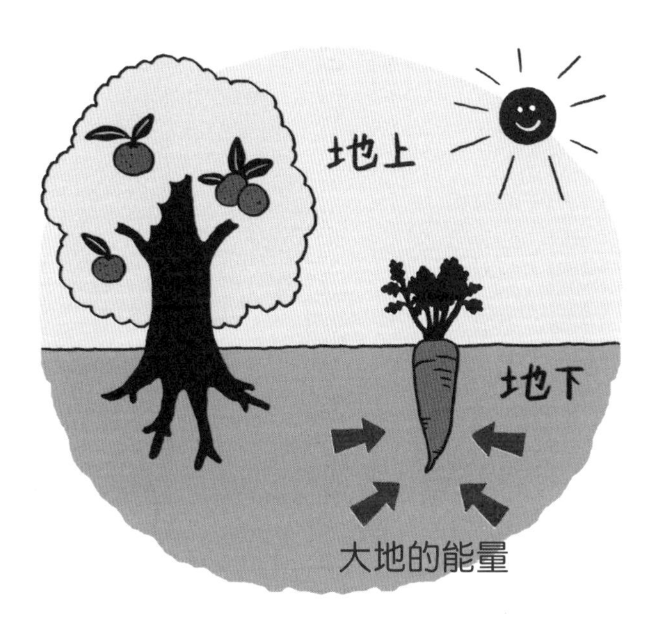

關於食材陰陽的分法眾說紛紜，基本上，「陽性」是指根莖類這種生長在地底的蔬菜，或魚、海藻等生在水裡的海產，或只有在寒冷地帶、特定季節才採收得到的食材；反之，生在南方的水果、未經烹煮的生菜，就被歸為吃了會讓身體變冷的「陰性」食材。

平日多攝取根莖類蔬菜，獲得大地的溫暖能量

番薯、大蒜、蘿蔔、牛蒡、蓮藕等根莖類蔬菜富含維生素C，維生素C有助鐵質吸收，鐵又是造血原料，因而對改善血液循環非常有效。不僅如此，維生素C還能提高維生素E預防血栓、淨化血液的抗氧化作用。

換句話說，多吃根莖類蔬菜可攝取維生素C，加強鐵質吸收，提高身體產熱能力。

再者，根莖類蔬菜的膳食纖維也很豐富。便祕會讓血液循環變差，而排便順暢，不僅血流會通暢，體寒症狀也能改善。

順帶一提，東方醫學認為根莖類蔬菜裡蘊藏著大地能量，把它歸類為「陽性食材」，請多攝取富含地底礦物質的根莖類蔬菜，讓身體溫暖起來吧！

飲食中加入「**煮熟的薑**」

祛寒原理

■ 薑中的「薑烯酚」能促進脂肪和醣質燃燒，具有祛寒效果。

■ 煮熟的薑所含薑烯酚是生薑的10倍。

{乾薑製作方法}

光是多一個煮熟的步驟，生薑的祛寒效果就能躍升 10 倍！
讓我們來製作含有大量薑烯酚的乾薑吧！

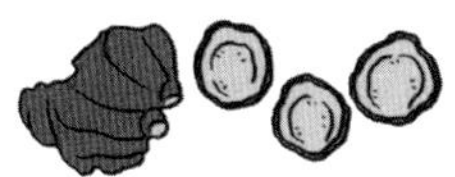

材料：薑2大塊（約300g）
事前準備：薑連皮洗淨，切成1mm厚的薄片。

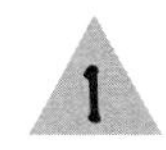

放入烤箱低溫加熱

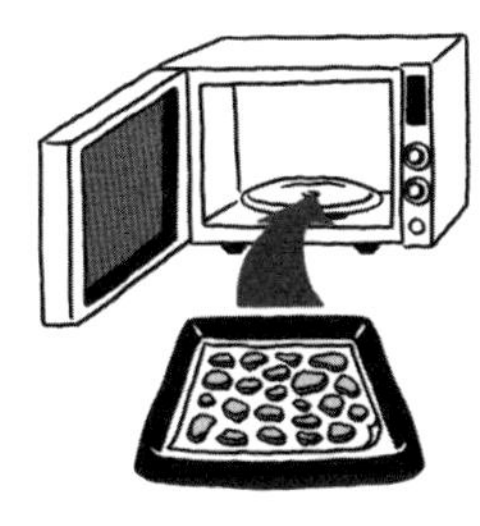

烤盤上鋪錫箔紙，將薑片一片片擺上，不要重疊，以80℃加熱40～60分鐘。如此重複2、3次。

乾薑完成

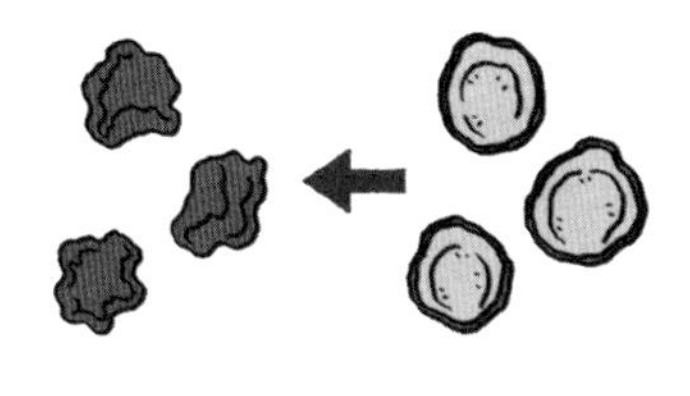

薑摸起來乾乾脆脆的就完成了。加熱時間依烤箱機種和薑片多寡會有所不同，如果烤得不夠乾，就多烤一下，每次約延長10分鐘。

打成粉更方便

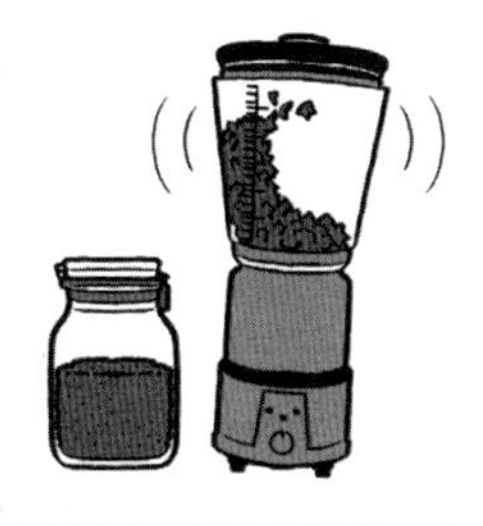

打成粉末較容易保存，也方便加進飲料或外食時撒一點在飯菜裡。薑粉在常溫下約可保存3個月，請放在密閉容器裡，避免受潮。

乾薑是廚房裡的中藥

薑含有兩大溫暖成分，一是生薑裡含量較多的薑油。薑油除了有殺菌、整腸的作用，更可擴張血管、促進血液循環。

另一種成分是暖身效果更佳的薑烯酚。薑烯酚可促進體內脂肪、醣質燃燒，並能提高體溫、擴張血管等，因而能改善血液循環，尤其是它的溫暖效果能持續2～3個小時！不但能提升代謝，也可消除體寒大敵——便祕。

中醫把煮熟、除去水分的生薑稱為「乾薑」，自古便用以治療重度體寒的病人。事實上，薑裡的薑油經過烹煮後會變成薑烯酚，且含量會提高10倍！當然，暖身效果也大幅提升了。

夏天怕冷就喝「**柴魚味噌湯**」

祛寒原理

■柴魚味噌湯是用熱水把柴魚片、味噌泡開的沖繩家庭料理。

■柴魚比生鰹魚含有更多蛋白質，是製造血液、肌肉的優良食材。

■鰹魚含有大量鐵質，有助於把氧氣帶到全身，促進血行。

■鰹魚含有維生素B群，可加速能量代謝，化解體寒。

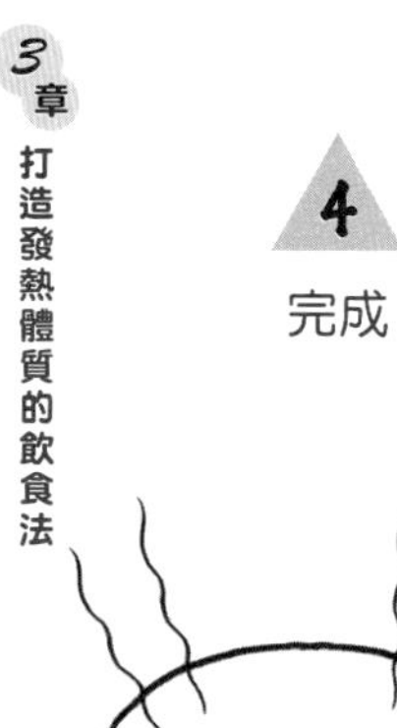

{柴魚味噌湯的做法}

沖繩人餐桌上少不了的「柴魚味噌湯」，只要用熱水把柴魚、味噌泡開就行了，
做法非常簡單，味噌的添加量則看個人喜好。

1 在碗裡放入柴魚片和味噌

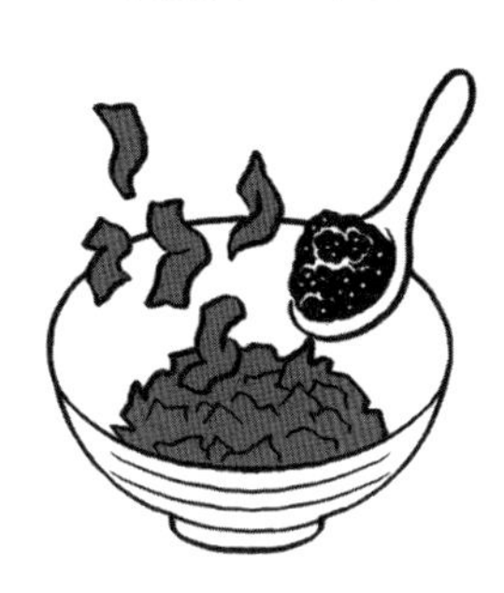

在碗裡放入1、2把柴魚片和味噌（約1大匙）。

2 注入熱水

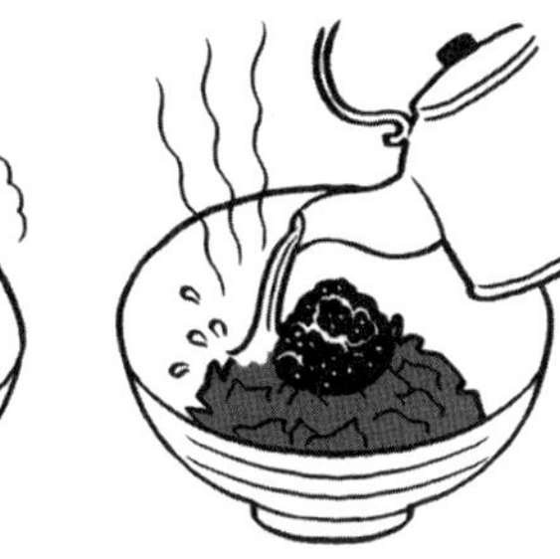

注入熱水，溶解味噌。

3 蓋上蓋子悶一下

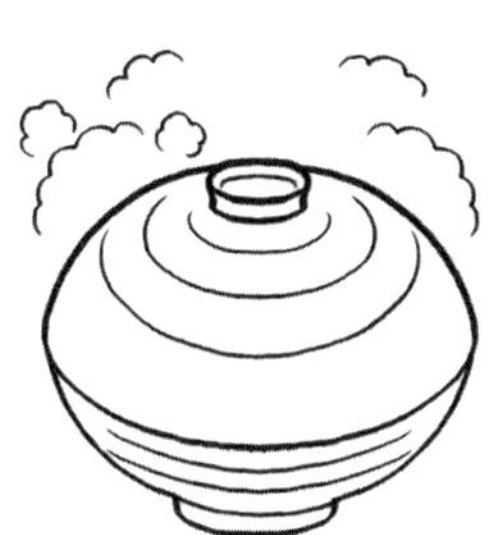

若柴魚片較厚，就蓋上蓋子悶30～40秒。

4 完成

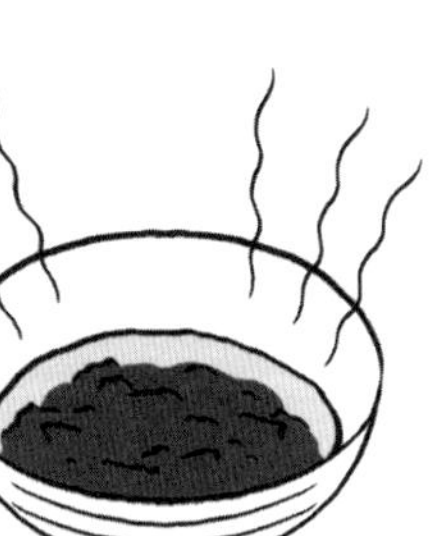

若柴魚片較薄就不用悶，注入熱水就可享用。

沖繩人也需要抗寒!?

「柴魚湯」是用熱水把柴魚片泡開的沖繩家庭料理。

濕度高、天氣熱、從4月就要開冷氣的沖繩，沒想到怕冷女性還蠻多的。這時她們最可靠的朋友就是柴魚湯了。喝湯可讓身體從裡面溫暖起來，柴魚所含的營養素對付冷氣引起的「夏日體寒」也非常有效。

鰹魚本來就富含蛋白質，乾燥成柴魚後含量更是加倍，是製造血液、肌肉非常優良的食材。

柴魚也含有豐富的鐵，鐵能把氧氣帶到全身，促進血液循環。柴魚還含有能幫助能量代謝的維生素B群，舉凡能祛寒的營養素它全包了。

7的解答 青椒肉絲 因為青椒是陽性食材，產於熱帶的苦瓜則有清涼退火的功效。

零食改吃「堅果或果乾」

祛寒原理

■ 堅果富含維生素E，可使血流順暢、體溫上升。

■ 鳳梨、芒果等熱帶水果直接吃會讓身體變冷，做成果乾就沒問題！

■ 水果做成果乾，鐵質含量更高。

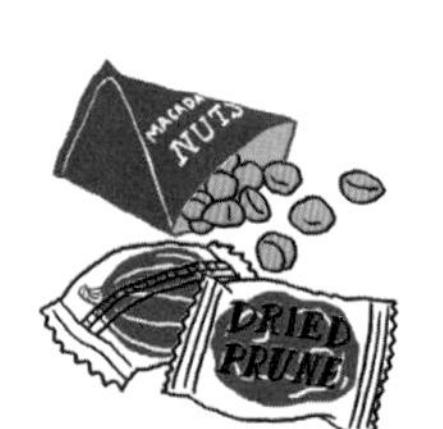

小包裝方便攜帶

小包裝的果乾或堅果方便放在包包隨身攜帶，肚子餓時就拿它代替零食吧！

喝加有「**辛香料**」的熱飲

祛寒原理

■ 中醫認為紅茶是陽性食材，豆漿富含蛋白質，兩者加熱後再喝可溫暖腸胃，促進營養吸收。

■ 加入具有暖身效果的肉桂或薑，效果更佳！

■ 常溫以下NG。胃腸內的溫度是40℃，喝冰飲會讓身體一下子變冷。

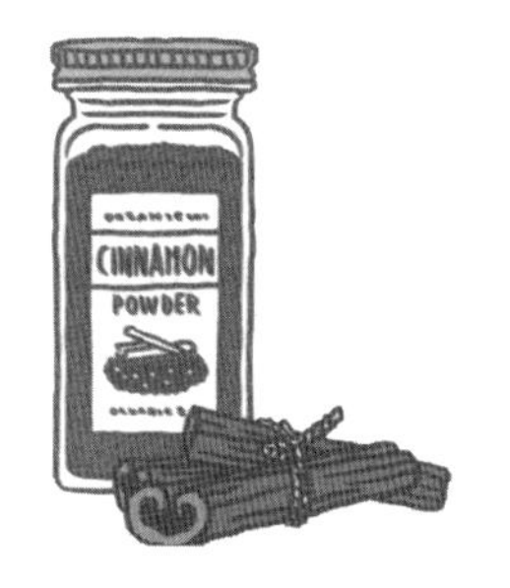

暖身的辛香料
肉桂&薑

薑和肉桂都屬於中醫所謂的陽性食材，具有促進血行、溫暖身體的功效。

吃「有助排出多餘水分的食物」

祛寒原理

■ 身體一旦累積多餘水分，就會陷入「發冷→血液循環變差→水分更排不出去」的惡性循環。

■ 攝取黃瓜、山藥、紅豆等利尿食物，幫助排出多餘水分！

■ 不想水分囤積，就要控制飲食前後、飲食中的水分攝取。

黃瓜

富含利尿成分，但直接吃太涼，請吃鹽揉、糠漬的，或炒過再吃。

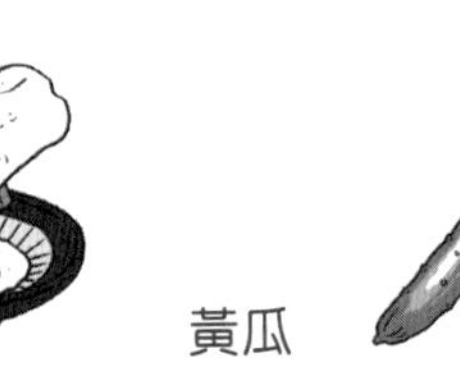

山藥

生長在地底深處的陽性食材。除了可改善腎臟血流，幫助水分排出，也有強精、暖身的功效。

紅豆

紅豆皮所含的「皂素」（Saponin）具有良好的利尿效果，對消水腫、減肥都很有效。

早上吃「**酸梅**」最好

祛寒原理

■ 利用酸梅的酸和苦促使口腔分泌唾液、胃腸分泌消化液。

■ 唾液、消化液正常分泌，身體的消化吸收力才會好，食物才能順利轉變成熱能。

■ 因副交感神經活絡，血液循環也變好了！

酸和苦是關鍵

酸味、苦味對身體來說並不討喜，正因為如此，才能促使口腔大量分泌唾液。

細嚼慢嚥，一口至少嚼30下

祛寒原理

■ 細嚼慢嚥可讓含有消化酵素的唾液大量分泌，幫助身體吸收作為熱源的營養素，身體自然能產出熱能。

■ 太陽穴的皮膚底下連著頭部大肌肉，細嚼慢嚥會動到這塊肌肉，而促進整個頭部的血液循環。

{讓身體溫暖的飲食訣竅}

白飯一口要嚼30下，比較不好消化的肉或糙米更要多嚼幾下。
每吃一口就放下筷子，自然會養成細嚼慢嚥的習慣。

少量多餐

這樣做能避免一次吃太多，更能提高營養吸收率。一天的飲食量不變，只是分成5次吃，藉以減輕腸胃負擔，讓營養更順利被吸收。

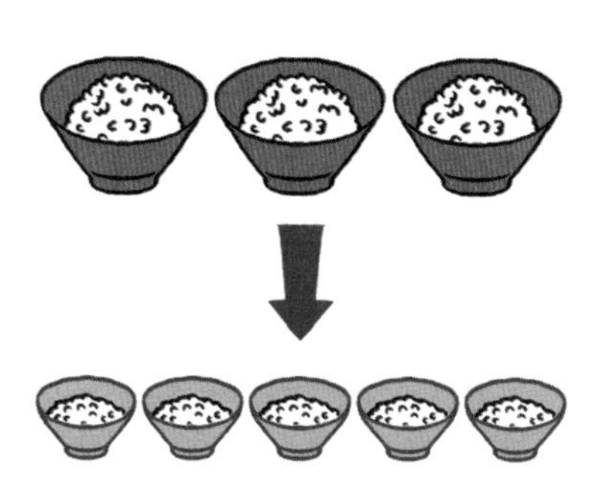

第一口、第二口一定要嚼 **30** 下

每一口都嚼30下有困難的話，至少第一口、第二口一定要做到，以把開始進食的訊號傳給大腦，促使消化液分泌。

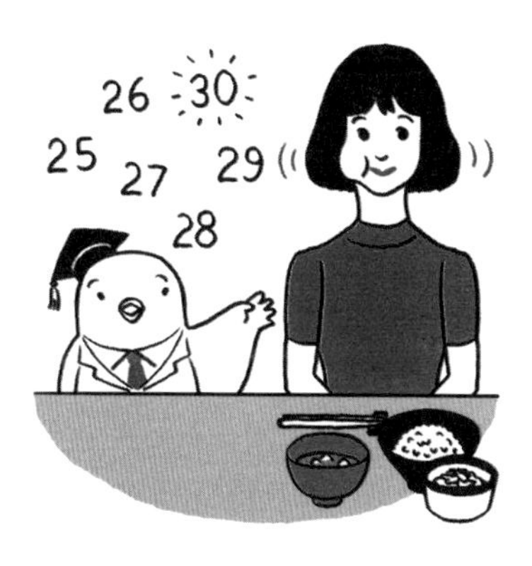

越細嚼慢嚥，越能讓身體產生熱能！

人體的熱是經由吸收代謝醣類、脂質、蛋白質等食物所含的熱源產出的。

細嚼慢嚥能讓含有消化酵素的唾液大量分泌，由於食物和消化酵素充分混合後才送到胃腸，所以營養的吸收率會更好，體內也能源源不絕產生熱能。

此外，咀嚼時會活動到的肌肉也是祛寒關鍵。這塊肌肉位在太陽穴底下，連接著頭部，細嚼慢嚥會充分運動到這塊肌肉，而促進整個頭部的血液循環，大腦功能也會跟著活化。自律神經正常了，血流更加順暢，身體自然就溫暖。

再來就是少量多餐，這不但可避免暴飲暴食，也是讓身體溫暖的祕訣，並且能促進可提供熱能的營養的吸收。

 祛寒益智問答 8 茄子和牛蒡，哪一種能讓身體溫暖起來？（答案見 P.105）

吃飯八分飽，進行「溫斷食」

祛寒原理

■ 吃太飽會讓血液集中在腸胃，在其他部位沒有充分血液送達的情形下，體寒便發生了。

■ 吃太飽會讓血中的脂肪、糖等老廢物質增加，造成血流惡化。

■ 藉由早上只吃流質、中午簡單吃的「溫斷食」，排出老廢物質，促進血液循環吧！

{溫斷食三大原則}

身體從食物攝取營養，藉以產生熱能，但不太動的現代人一天三餐往往都吃太多了。
請了解「溫斷食」的正確方法，實踐看看吧！

原則 1
早上只吃流質
（胡蘿蔔蘋果汁或薑汁紅茶）

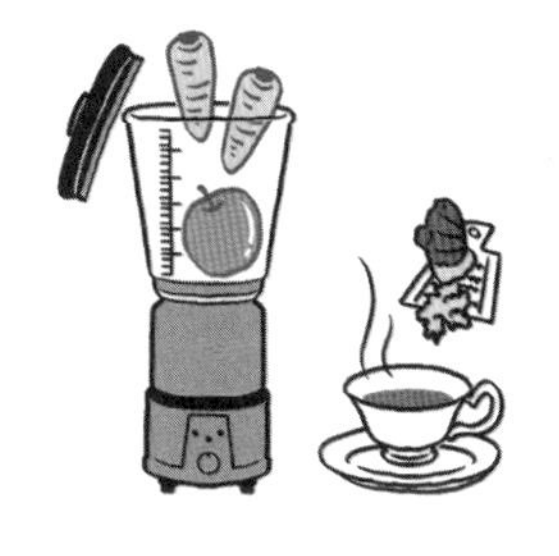

胡蘿蔔2根，蘋果1顆，切成適當大小後打成果汁，早上喝1～2杯。薑汁紅茶的做法是在紅茶裡加上薑泥、蜂蜜。

原則 2
中午簡單吃
（選擇有暖身效果的食物）

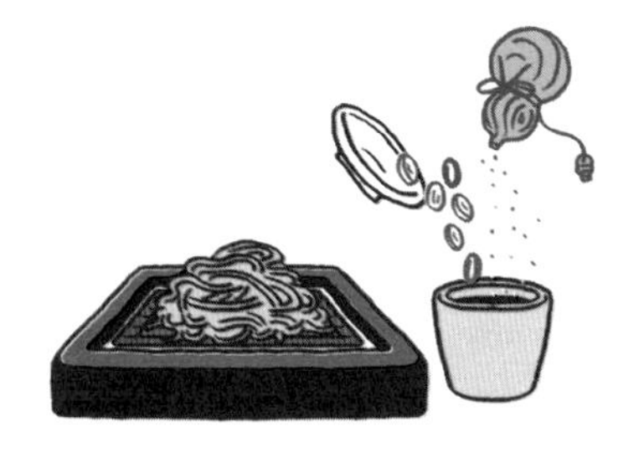

可選擇好消化的蕎麥麵配上七味粉、蔥花，或吃披薩、清炒義大利麵，裡面的乳酪、大蒜、辛香料都有暖身效果，但天婦羅、豬排飯等油炸食物則要避免。

原則 3
晚上隨意吃

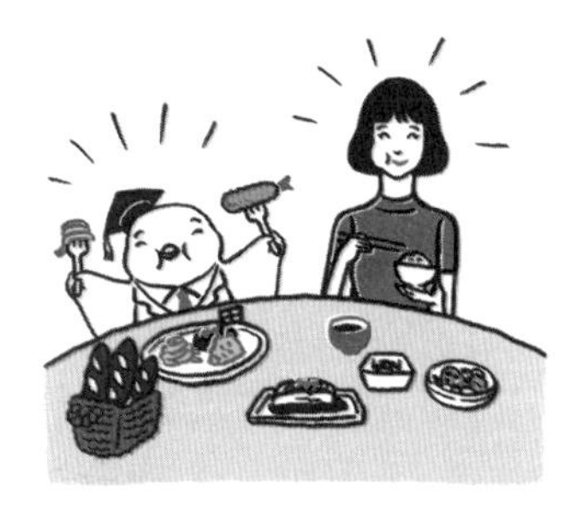

晚上想吃什麼就吃什麼，盡量吃能讓身體溫暖的牛蒡、蓮藕、山藥等，效果更好。請細嚼慢嚥，好好享用。

一天三餐造成胃的負擔，吃太飽會讓身體變冷

吃太飽會想睡覺，是因為血液都集中在胃腸幫助消化，導致腦部血流減少的緣故。換句話說，吃太飽會讓胃腸以外的部位無法充分獲得血液，導致體溫下降。

吃太飽還會讓血液裡的脂肪、糖、乳酸、尿酸等老廢物質增加，造成血流惡化，這也是身體變冷的原因。

建議你採取早上只喝流質、中午簡單吃的「溫斷食」，藉由減少食量讓身體溫暖起來。

早上只喝不會造成腸胃負擔、卻能讓血糖快速上升的果汁或紅茶，中午盡量攝取具有暖身效果的食物，作為補償，晚上就吃自己愛吃的，不過，吃八分飽就好，千萬別忘了這個祛寒的小絕招喔！

❽的解答 牛蒡 牛蒡是「根莖類蔬菜」，屬於陽性食材；反之，夏季產的茄子則可清涼退火。

利用「溫優格」調整腸道環境

祛寒原理

■腸道環境持續惡化下，神經傳導物質「血清素」的分泌會減少，血液循環會變差。

■優格中的乳酸菌可讓益生菌增加，調整腸道環境，改善血液循環。

■把優格加熱到體溫再吃，在腸胃沒有負擔的情況下，益生菌的運作會更順利。

{溫優格製作方法}

溫優格只吃1、2次看不到效果，建議每天吃，
不但能讓身體溫暖起來，對減肥、美容也很有幫助。

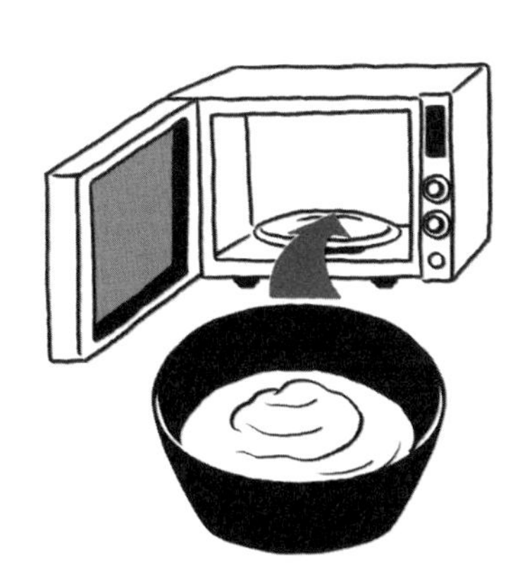

耐熱容器裡放入100g原味優格。不要蓋蓋子，微波加熱30～40秒後取出，攪拌均勻。攝取量一天大概是200g，請每天持續進行。

效果加乘的組合

加點蜂蜜或穀麥

建議在優格裡加入富含果寡糖的蜂蜜、富含膳食纖維的穀麥，以及含有果膠的蘋果等，這些配合益生菌都可發揮相乘效果。

溫熱優格，活化乳酸菌

作為健康指標備受矚目的腸子也跟體寒密切相關，原因就在於被稱為幸福激素的「血清素」。

血清素是一種神經傳導物質，能讓人心情平靜，產生幸福感。95％血清素是由腸子黏膜分泌的，血清素越多，心神就越安定，睡眠品質提升，連帶地自律神經也能運作正常，血液循環變好，身體自然溫暖。

因此，建議你吃「溫優格」來調整腸道環境。優格裡的乳酸菌本來就有調整腸道的功能，不過，吃冷的會讓胃腸蠕動變差，乳酸菌的力量也無法徹底發揮；相反地，把優格溫熱後再吃，腸胃負擔減輕，乳酸菌的運作也會更順利。

多吃清血暖身的「鹽麴納豆」

祛寒原理

■ 納豆中的酵素「納豆激酶」能淨化血液，防止血栓形成。

■ 鹽麴的麴菌能改善腸道環境，促進血液循環。

■ 加上促進血液循環的洋蔥、幫助發汗的薑，暖身效果大大提升！

{鹽麴納豆的做法}

任何時候都能吃，吃的量也沒限制，
基本上，一天 50g、約 1 盒納豆的量就夠了。

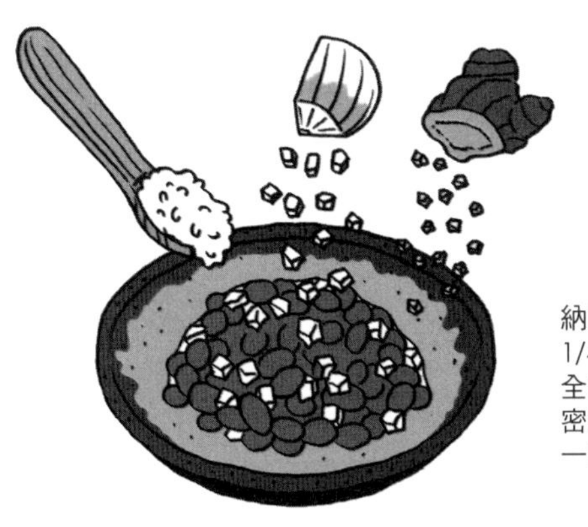

納豆150g，鹽麴30～50g，洋蔥1/4顆切碎，適量的薑連皮切碎，全部加在一起後，充分混和。移至密封容器裡保存，放進冰箱靜置一晚。

效果加乘的組合

加入提味佐料或根莖蔬菜等同屬陽性的食物

直接吃就很有效，再加入同屬陽性的溫暖食材，效果會加倍。建議放入蕪菁之類的根莖類蔬菜、祛寒的韭菜或調整腸胃功能的蔥等佐料，泡菜、鯖魚、鮪魚也很不錯。

藥膳食材加上發酵食品的完美組合

東方醫學認為大豆是能讓身體產熱的「陽性」食材，大豆發酵製成的納豆也同屬陽性。大豆在發酵過程中會產生「納豆激酶」，這種酵素具有淨化血液的功效，改善血行不良引發的體寒不成問題。此外，鹽麴也是陽性食材，裡面的麴菌可改善腸道環境。結合這兩者的「鹽麴納豆」，完美組合了調整腸道環境的發酵食品與被視為藥膳的溫暖食材。

鹽麴納豆加上可清血暖身的洋蔥、幫助發汗的薑，祛寒效果更是一級棒。若不想太辣，就放一晚再吃。可以直接吃，也可作為蔬菜、魚、肉的醬料使用。

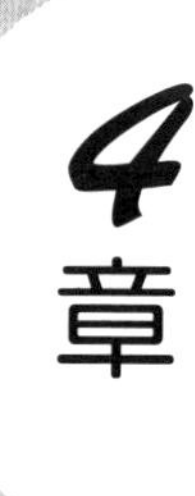

保暖重點部位的穿衣術

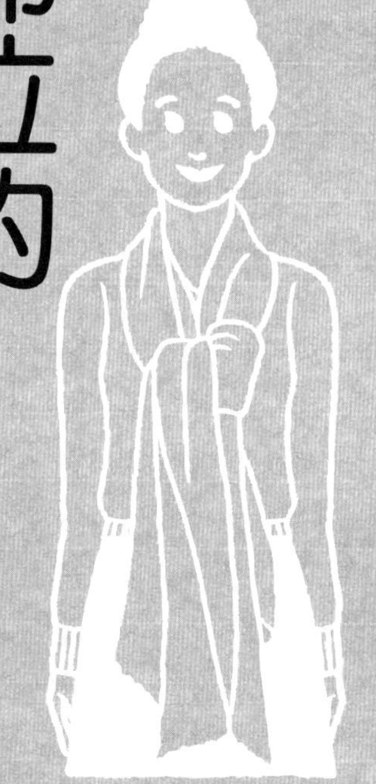

要預防體寒不是穿多就好，
針對重點保暖才是關鍵。
穿太多反而會引發「汗冷」，
不可不慎。
且看如何配合季節改變穿著，
驅除體寒吧！

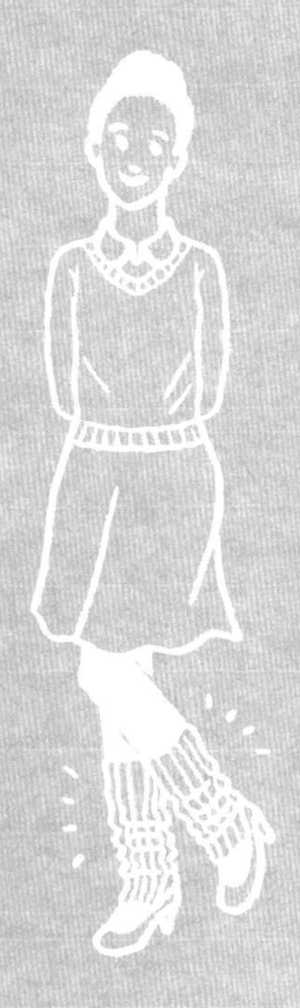

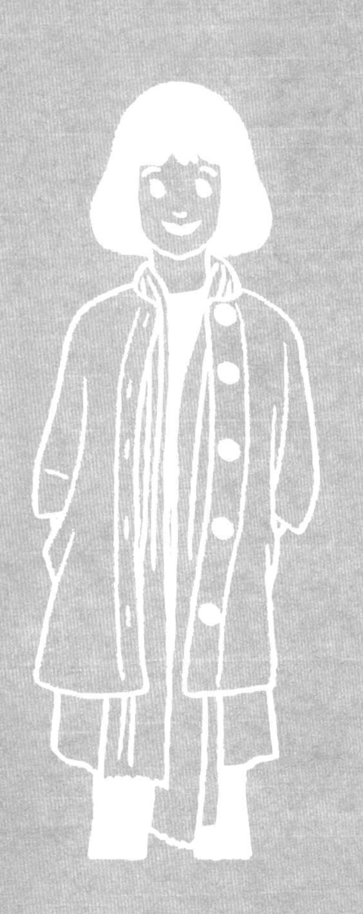

祛寒要訣4

針對腳踝、脖子等容易受寒的地方，做好保暖工作

祛寒最直接的方法就是穿衣服，讓身體保持溫暖。不過，穿太多可是會造成反效果的，悶出一身汗、害身體變冷不說，穿得腫腫的也不好看，不是嗎？

比起拚命添加衣服，針對「重點部位」做好保暖工作更有效果。所謂重點部位是指有大血管經過的腰部到大腿一帶，以及皮膚曝露在外而容易受寒的脖子、手腕、腳踝等四處，特別是皮膚下面就是血管的脖子根部，只要把這個部位保護好，天氣再冷也能有效預防體寒。

內衣的挑選也很重要。你可能認為在內褲外加穿束腹既保暖又提臀，事實上，穿著把下半身勒緊緊的束腹會讓血液循環變差，反而會造

成體寒。穿緊身褲襪或窄裙也是一樣的道理，若想改善體寒，外衣、內衣都請盡量挑選寬鬆舒適的。

還有，不要以為天氣熱體寒就不會上身！尤其要小心夏天吹冷氣引發的汗冷。在外流了一身汗，直接進入冷氣房，結果汗水變涼了，身體也開始發冷。外出服裝要選涼快透氣的，進入室內則記得披上薄外套，隨著體感溫度調整穿著非常重要。冬天開暖氣引發的汗冷也要注意。這章將介紹應付各種狀況的祛寒穿衣術。

祛寒重點

- 皮膚下面就是血管的「脖子根部」最容易受寒。
- 穿太緊、穿太多都會妨礙血液循環，應盡量避免。
- 根據體感溫度改變穿著，防止汗冷產生。

盡量不穿**塑身衣**

祛寒原理

■束腹或窄裙等勒緊身體的衣物會妨礙血液循環。

■內衣與衣服穿寬鬆點能改善血液循環，消除體寒。

太緊的內衣褲 NG

在熱褲外穿上束腹會害血液無法流通，身體反而更冷。

秋冬保養

內搭褲搭配襪套

祛寒原理

■ 穿著內搭褲，從有大血管通過的腰部到容易受寒的腳踝都能得到溫暖！

■ 內搭褲可搭配襪套，讓皮膚底下就是血管的腳踝多一層保護。

■ 把腳包得密不透風可能會流汗而造成汗冷，針對重點部位加強才是正解。

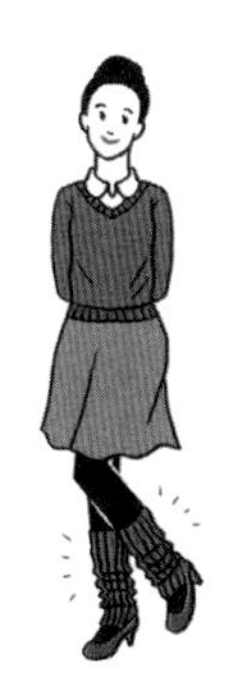

同色系搭配
可營造腿長效果

襪套選擇跟褲子同色系的，可拉長腿部線條。

 祛寒益智問答 9 小黃瓜鹽揉或醋漬，哪一種能讓身體溫暖起來？（答案見 P.117）

日常保養

不要穿太低腰的**熱褲**

祛寒原理

■ 低腰熱褲會害肚子、子宮受寒。

■ 短褲、內褲最好都能蓋到肚臍。

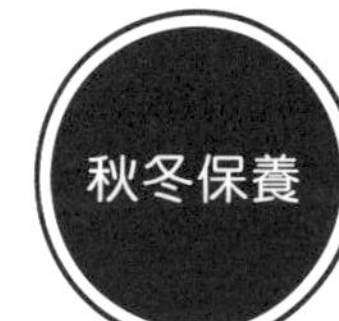

內褲要選**寬鬆舒適**的

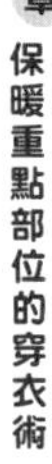

祛寒原理

- 寬鬆內褲會讓皮膚和布料之間產生空氣層。
- 腰部寬鬆的內褲搭配薄緊身褲，保暖效果更好。
- 太緊的褲襪會妨礙腿部血液流通，NG。

❾的解答 **醋漬** 小黃瓜雖是夏季蔬菜，但用醋漬的話，醋會活化體內的「檸檬酸循環」（三大營養素的關鍵代謝途徑），吃下後20～30分鐘，血流便會加快！

秋冬保養

隨體感溫度改變披巾繫法

祛寒原理

- 脖子皮膚下面就是血管，外面的空氣容易透進來，這裡受寒的話，全身都會感到寒冷。
- 穿太多會流汗，反而讓身體更冷。
- 改變披巾繫法能調節體溫，預防汗冷！

{調整體溫的繫法}

披巾能保護脖子和肩膀不受寒，是暖時尚的好幫手。
讓我們用不同繫法調節體溫、預防汗冷吧！

在室外

很冷的時候

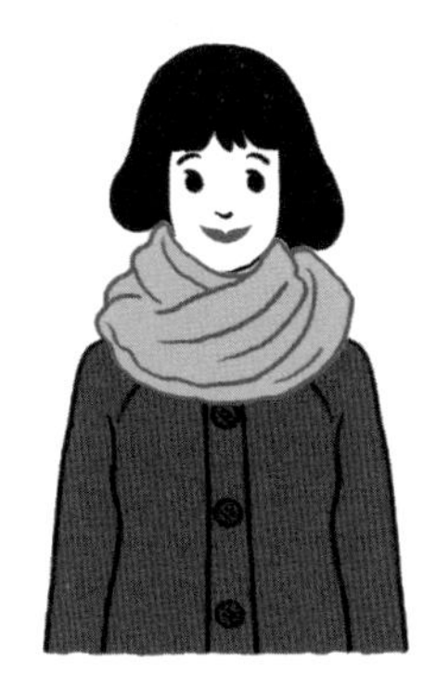

為了不讓冷風從外套領口灌入，把披巾捲成條狀圍在脖子上。這樣可以產生好幾層空氣層，保暖效果大提升。用薄一點的披巾，看起來才不會太厚重。

變熱的時候

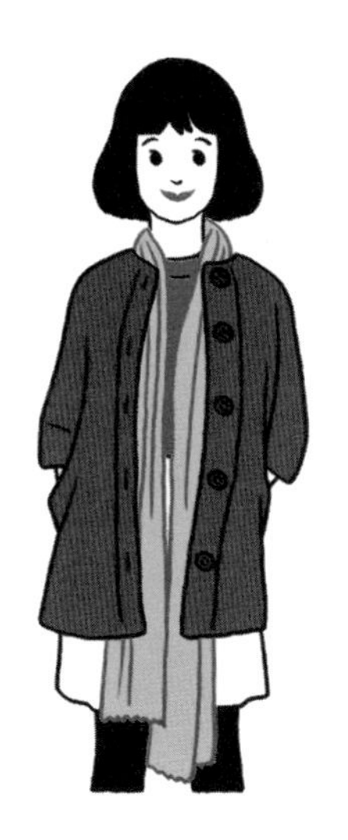

繞過脖子，讓披巾自然垂墜，長過外套。外套釦子不要扣上，有拉長線條、讓身形更修長的效果。彷彿長版羊毛衫的多層次穿搭充滿時尚感。

在室內

穿開襟毛衣時

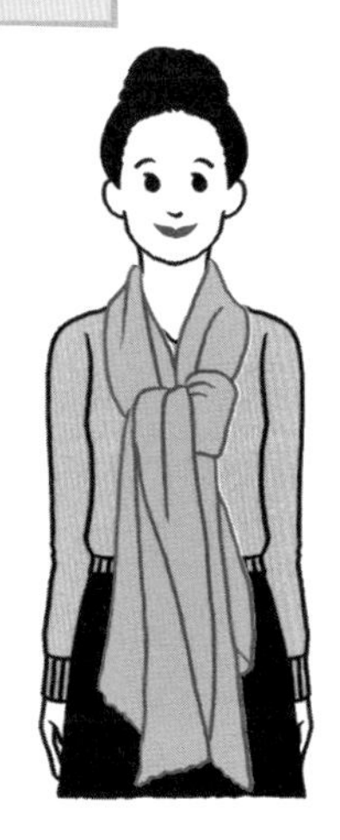

在胸前打一個結，結可打大一點作為裝飾。披巾錯開對折，披在肩上，讓兩個角自然垂墜，營造輕鬆感。

穿高領衫時

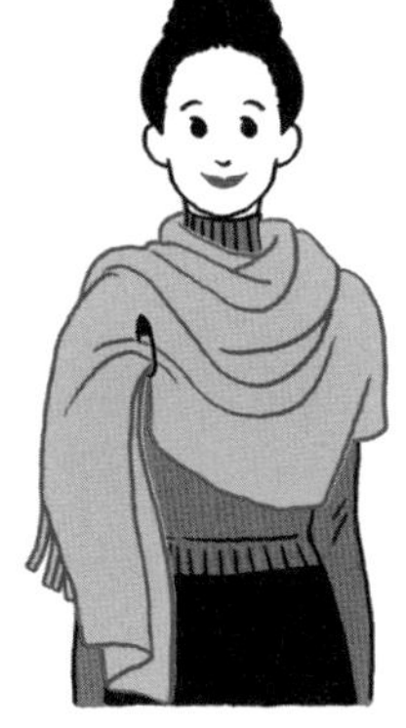

披巾錯開對折，斜披在肩上，用別針固定。因不會全擠在脖子上，不會顯得厚重。比起披在肩膀兩側的繫法，小臉效果更佳。

夏季保養

隨身攜帶薄外套

祛寒原理

- 夏天室內外溫差大，自律神經容易失調，進而引發體寒。
- 冷氣開太強，會讓在外流的汗一下子變冷，不小心就著涼了。
- 薄外套穿搭、攜帶容易，便於預防因溫差引起的體寒和冷氣引起的體寒！

{圍著脖子}

把薄外套像披巾一樣圍著，可保護脖子不受寒。
不要圍太緊，讓脖子看起來修長是重點。

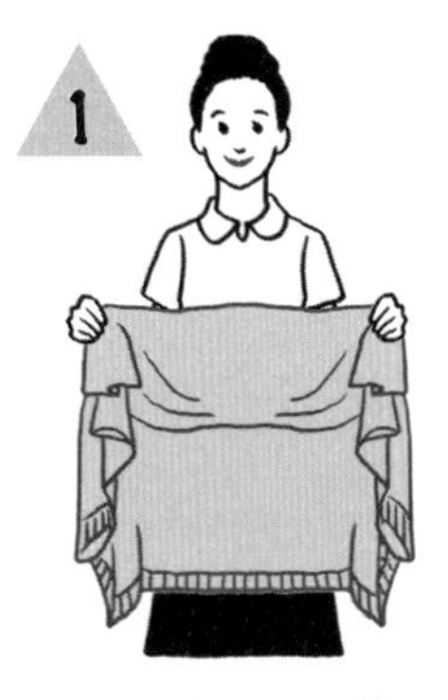

釦子全部解開，從袖子腋下的地方將薄外套上下對折。

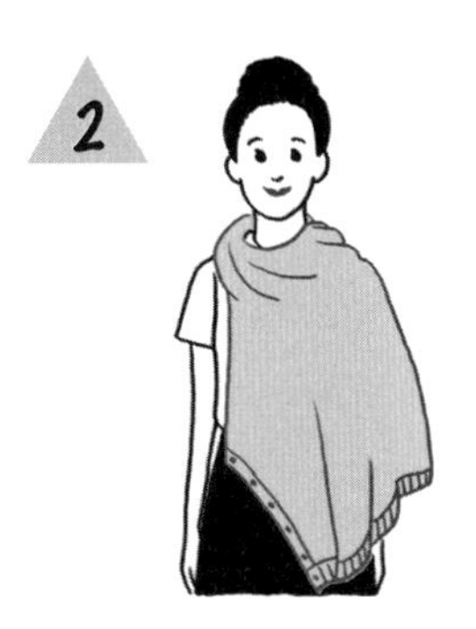

把薄外套後背的中心對準一邊的肩膀，兩隻袖子交叉圍住脖子，如果怕鬆掉，可用袖子在脖子處打個結。

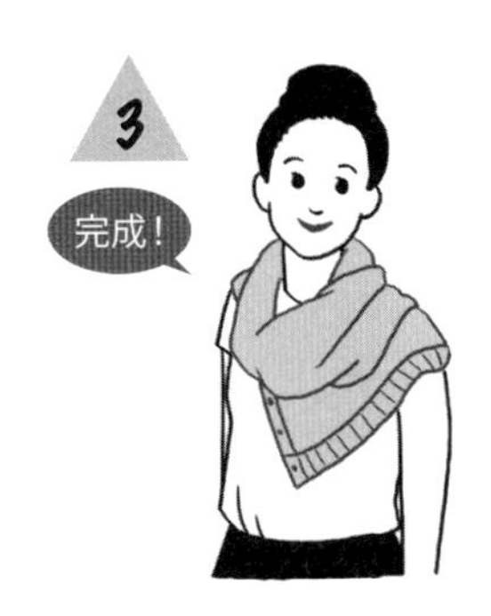

整理一下薄外套前襟，讓它自然垂在胸前，再調整鬆緊度即可。

{披在肩膀到背心一帶}

把薄外套的袖子在背後打個結，做成短版披風，完成適合夏天的清爽打扮。
因為從肩膀到背心都能保護到，當背部感到冷時特別推薦。

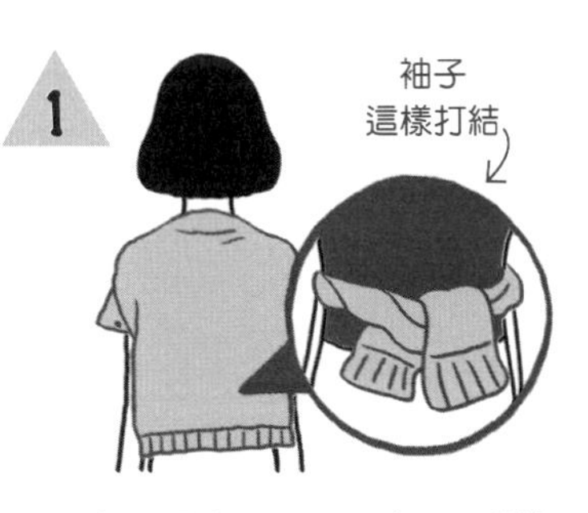

釦子最上面2顆不要解開，從袖子根部將薄外套上下對折，直接披在肩上，袖子繞過腋下在背後打結。

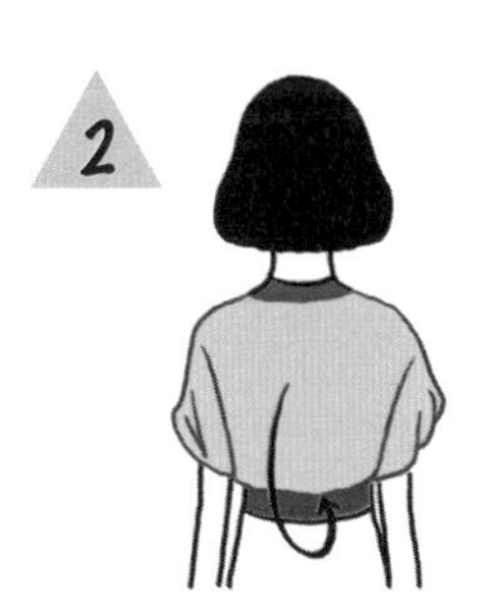

衣服下襬往內捲，藏住打結的地方，調整長度，讓它剛好到背的一半。

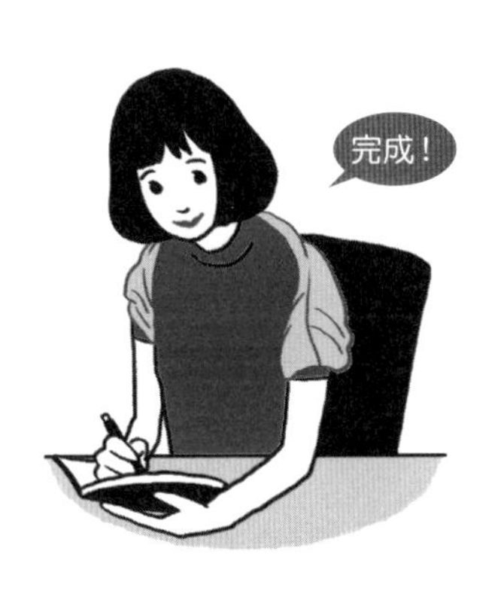

夏季保養

夏天穿**長版坦克背心**保護肚子

祛寒原理

■ 夏天穿只有半截的短上衣，肚子容易著涼。

■ 上衣裡多穿一件長版坦克背心，能確實做好肚子的保暖。

■ 長版坦克背心是適合夏天的穿著，讓夏天不容易感冒。

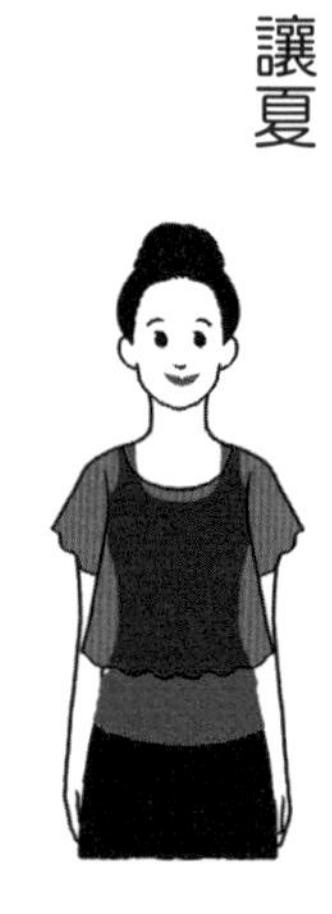

用來搭配容易使肚子著涼的上衣

穿著寬鬆飄逸的雪紡上衣時，裡面可多穿一件長版坦克背心，以保護肚子不受涼。

夏天穿鞋也一定要**穿襪子**

祛寒原理

■ 夏天很容易穿著涼鞋、跟鞋、運動鞋就不穿襪子。

■ 記得穿上襪子，讓腳踝、腳尖保持溫暖！

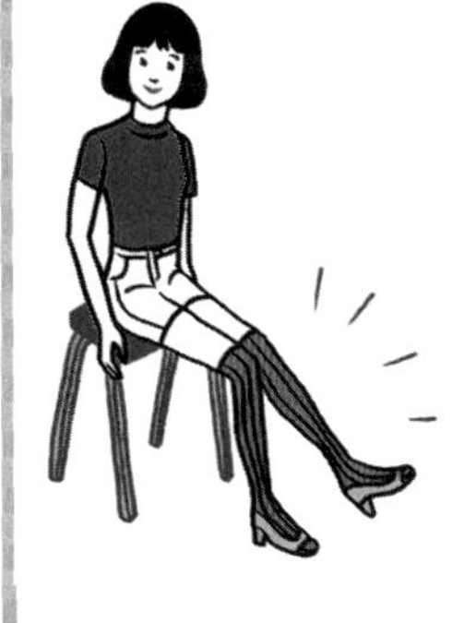

跟鞋搭配長筒襪

建議穿質地薄的長統襪。羅紋針織的襪子可拉長線條，讓腿看起來更修長。

⑩的解答 配菜吃 空腹吃大量的薑會讓腸胃不舒服，消化力下降會害能量運送不出去，身體也會跟著變冷。

5章

良好睡眠維持體溫調節功能

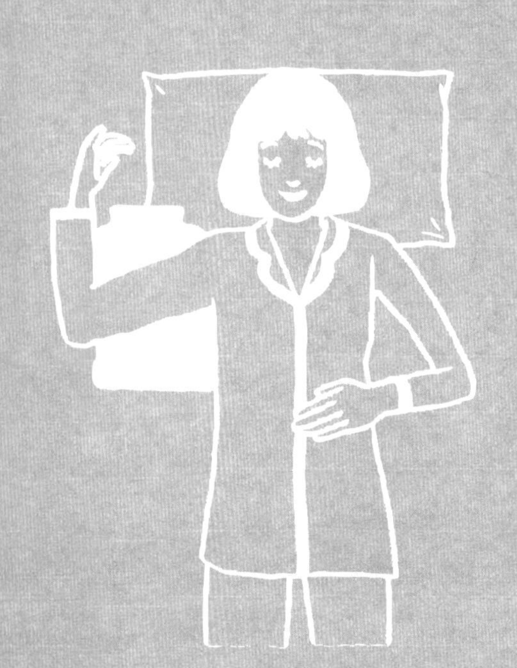

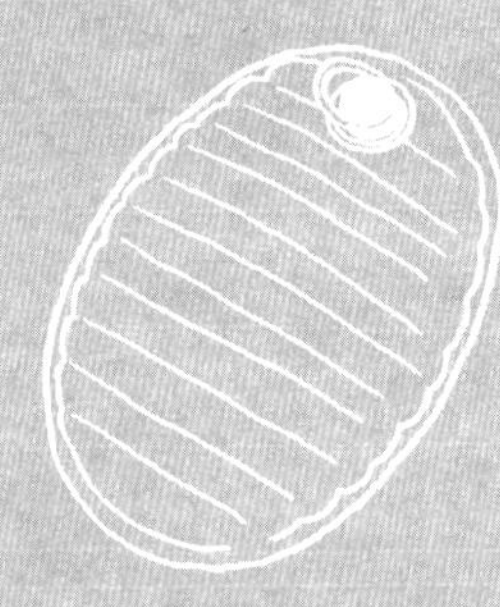

睡眠可讓血流順暢，

對體溫調節非常重要。

一夜好眠可讓一整天的體溫都保持最佳狀態。

這章就告訴大家輕鬆入睡的方法。

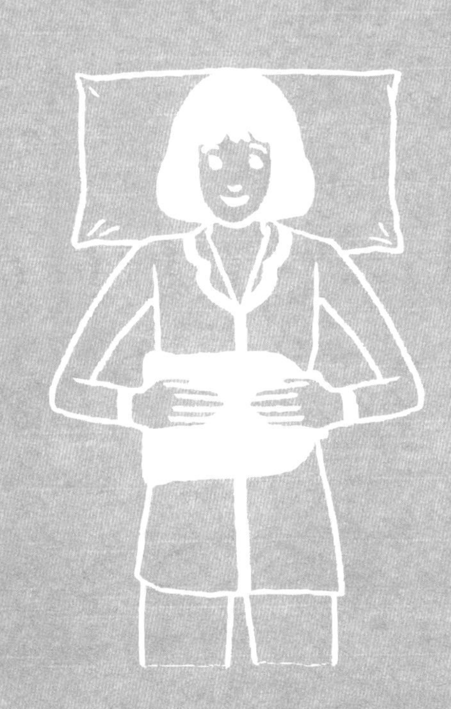

祛寒要訣5

睡得好，能讓攸關體溫調節、血液循環的自律神經維持穩定

身體在無意識狀態下，由交感神經、副交感神經這兩種自律神經負責調節體溫。

晚上睡覺的時候，副交感神經比較活絡，首先熱會從手腳逸散，藉以降低核心體溫。核心體溫下降，人才能進入深層睡眠。當我們感到寒冷時，身體為了不讓熱逸散，會啟動交感神經，促使血管收縮，造成血行不良。血行不良會阻礙熱逸散，害我們很難入睡。睡不好的話，白天頻打哈欠不說，活動力也會下降，身體就更沒辦法產熱。總而言之，失眠會造成負責體溫調節的自律神經紊亂，使體寒惡化。

如上所述，「體寒」與「睡眠」密不可分，其中一個惡化了都會引發「失眠體寒」的惡性循環，要祛寒就必須提升睡眠品質。

再者，睡眠時無法積極保持體溫，這時體熱也最易散失，因此得設法讓身體不變冷。這章將告訴你如何打造不依賴冷氣的夏日臥室，如何利用熱水袋保暖，如何避免睡覺時感冒，以及輕鬆入睡的方法。趁此機會，檢視一下你的睡眠環境和就寢習慣，一舉擊退可怕的體寒吧！

祛寒重點

- 睡不好會使自律神經失調，體溫調節不正常，體寒便發生了。
- 身體冷會無法熟睡，進而促使體寒惡化。
- 要提高睡眠品質，就要在溫暖環境下熟睡。

夏季保養

夏天睡覺**不開冷氣**

祛寒原理

■ 夏季整天都待在冷氣房裡，睡覺若還開冷氣，只會讓身體越來越冷，變成「畏寒體質」。

■ 可是，熱到睡不著會讓自律神經失調，體溫無法正常調節的情況下，體寒會更嚴重。

■ 打造不依賴冷氣的涼爽臥室，讓夏天也能熟睡，徹底趕走體寒吧！

{打造涼爽臥室的訣竅}

如何打造不開冷氣也涼爽的臥室？關鍵在於「室溫」「風」「體感溫度」，只要控制好這三項，就可實現舒適的睡眠空間。

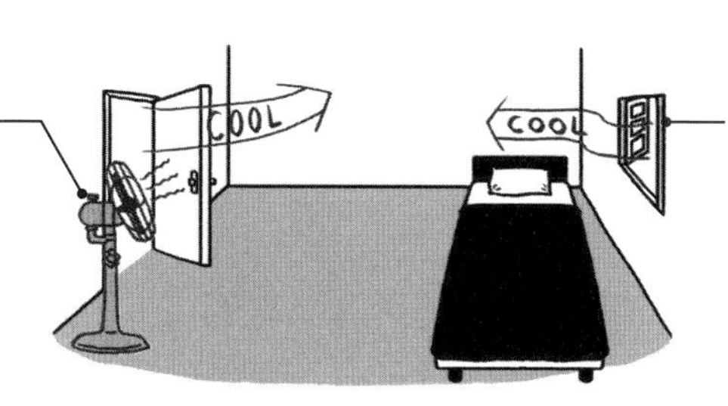

用電風扇製造涼風，讓空氣流動

電風扇能讓空氣流動、室溫下降，睡覺時讓電風扇對著天花板吹，不要對著人吹。

讓臥室通風，使外面的冷空氣吹進

如果不是大熱天，晚上把家裡的窗戶全打開，讓夜晚的冷空氣可以吹進來，把白天悶在屋裡的熱氣趕出去。臥室的房門也要打開，保持通風非常重要。

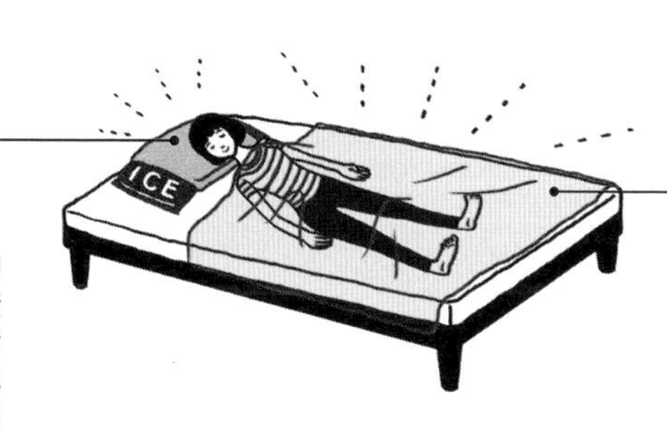

使用冷卻枕，讓「頭冷腳熱」

讓體感溫度下降最方便的就是冷卻枕。頭涼涼的比較好入睡，也就是東方醫學所謂的「頭寒足熱」狀態。記得用毛巾包著冷卻枕，不要冷過頭了。

選用能降低「體感溫度」的寢具

不光是室溫，體感溫度也會讓我們感覺到熱。最近有很多散熱性高、通氣性好的寢具問世，不妨趁這個機會換一下寢具吧！

打造自然涼的臥室，跟冷氣說 time out！

夏天晚上熱到睡不著，一整晚都開著冷氣，結果隔天早上精神更差，你是否有這樣的經驗？

就算白天不得不開冷氣，晚上也該節制，否則吹了一整天冷氣，身體只會越來越冷。晚上睡覺開冷氣，會讓身體倦怠不說，更會引發體寒，一不小心就感冒。

但一味忍耐也不是辦法，熱到睡不著會讓自律神經失調，體溫調節不佳，體寒情形反而加劇。最好的方法就是打造不依賴冷氣的涼爽臥室，參考上述方法，跟夏天的失眠體寒說bye bye吧！

 祛寒益智問答 ⑪ 外出穿著長靴或襪套，哪一種比較保暖？（答案見 P.131）

秋冬保養

用**熱水袋**幫助入睡

祛寒原理

- 睡前身體暖和了，血液循環便好，就能適度散熱，使核心體溫下降，而有助熟睡。
- 慢慢降溫的熱水袋不會妨礙核心體溫下降。
- 用裝了2公升熱水、熱能充足的熱水袋來溫暖大塊肌肉，提升暖身效果。

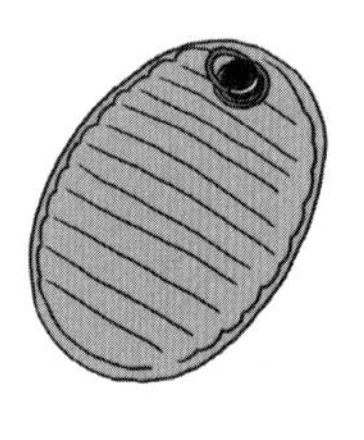

{用熱水袋捂熱身體的順序}

想快速溫暖全身，要訣是針對大塊肌肉集中加熱。
只要依序溫暖3個重點部位，就能舒服入睡。

放在肚子上

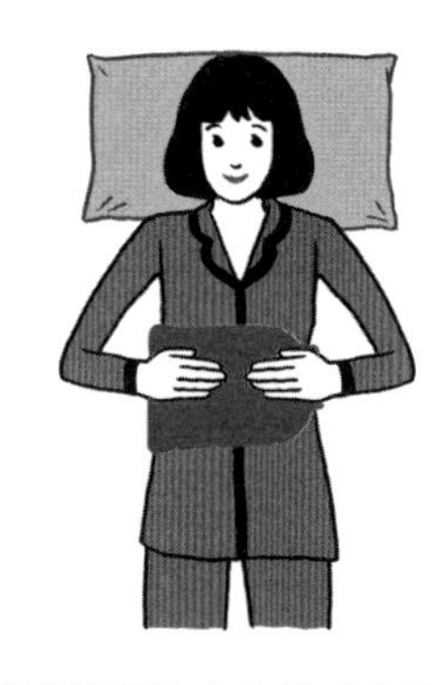

腹部聚集許多容易受寒的臟器，還有大動脈經過，這裡暖和了，溫熱的血液就可運行全身。首先要讓肚子充分地暖和起來。

放在大腿根部到大腿一帶

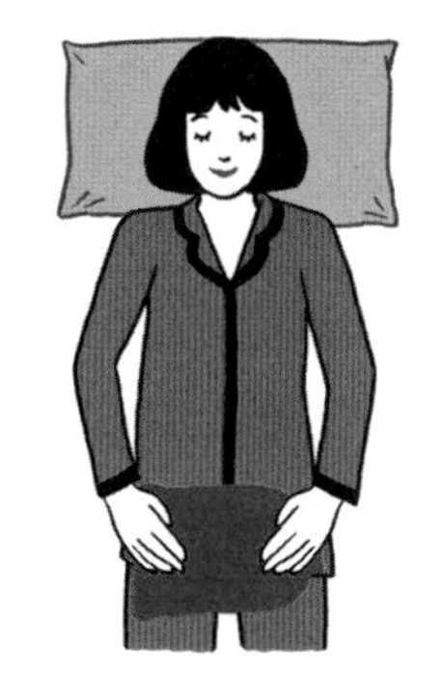

接著用熱水袋捂熱有大動脈通過的左右兩側鼠蹊部。這裡暖和了，肚子的溫熱血液就可送達腳尖，讓腳溫暖起來。

放在手臂外側

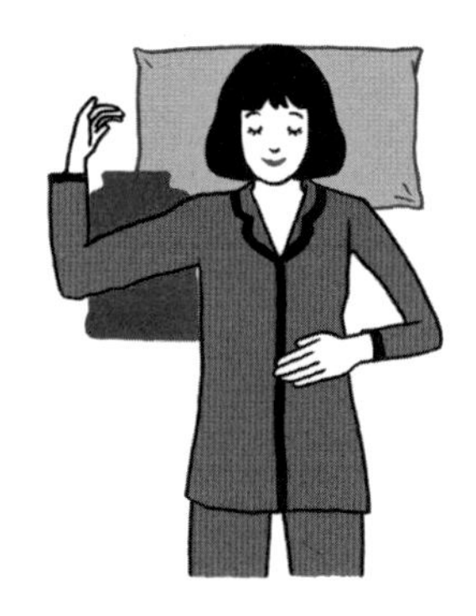

最後放在大手臂外側、容易有「蝴蝶袖」的部位，這裡通常較少活動到，是體寒的溫床。大手臂外側暖和了，整條手臂一直到指尖都會溫暖起來。

利用熱水袋的熱能擊退體寒

人從手掌和腳掌釋放熱能，讓腹部的核心體溫下降，進而快速入睡。

體質較寒的人血液不易運行到身體末稍，體溫不易下降，這時可輕鬆幫助睡眠體溫調節的工具就是熱水袋。捂熱順序如上圖所示，把熱水袋放在大塊肌肉上就可快速暖身。

因為熱水袋的溫度是漸漸地降低，不會妨礙入睡必須經歷的核心體溫下降，也不像空調會讓喉嚨黏膜和皮膚變得乾燥。

熱水袋的材質和形狀繁多，如果是每天使用的熱水袋，建議選擇2公升大容量的，熱能較充足。

⓫的解答 襪套 被襪套溫熱的血液會透過腳的幫浦作用運行全身，而緊繃的靴子會讓血液循環變差。

秋冬保養

用寢具和窗簾隔絕冷空氣

祛寒原理

- 秋冬臥室會冷主要是因為從窗戶吹進的冷空氣。
- 在窗戶貼上隔熱紙、裝上及地厚窗簾就可將冷空氣阻絕在外。
- 選用仿毛床單可從下方阻絕冷空氣，還能暖和關乎睡眠品質的自律神經行經的背部。

日常保養

穿著舒適睡衣避免體溫降低

祛寒原理

■ 睡時汗水蒸發會使體溫下降，要選擇吸濕、排汗性能優良的睡衣。

■ 為了讓血液和淋巴循環順暢，要穿著不會妨礙「翻身」的寬鬆衣物。

■ 脖子、手腕、腳踝、腹部和腰部都有大動脈通過，穿著可包覆這些部位的睡衣能讓溫暖血液運行全身末稍。

睡衣選擇重點

要避免連帽款式或太厚的睡衣，有領子或袖口束緊的款式可防止冷空氣進入。

日常保養

「晨起按摩」讓你神清氣爽地起床

祛寒原理

■ 利用在被窩裡也可進行的簡單按摩讓身體暖和，即使是寒冷冬天也可神清氣爽地起床。

■ 精神飽滿地起床，開啟身體一整天的活動模式，血液循環變好，體寒自然不藥而癒。

■ 舒展指尖和腳尖，從身體末稍慢慢暖和起來！

{晨起按摩}

睡眠時身體會變冷，起床時不要一下子起身，要先慢慢舒展，讓血液循環通暢。
可躺在被窩裡進行以下簡易按摩。

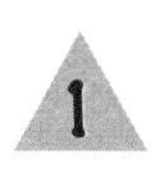

摩擦手掌

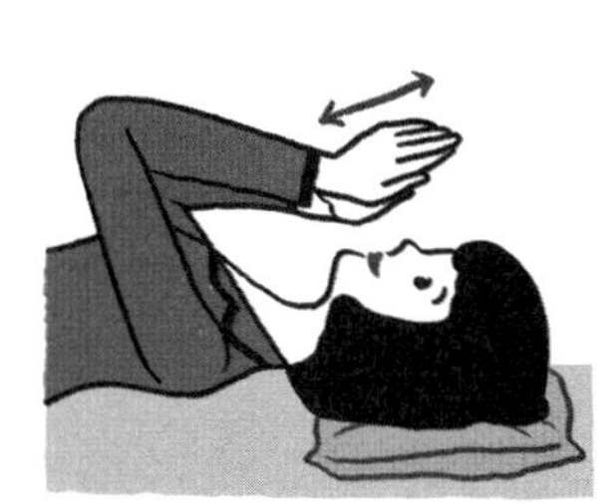

早晨醒來時維持平躺姿勢，雙手舉到面前合掌，不要出力輕輕摩擦。這麼做會讓血流通暢、新陳代謝改善，如果用力搓揉會造成反效果。

躺著刺激指尖

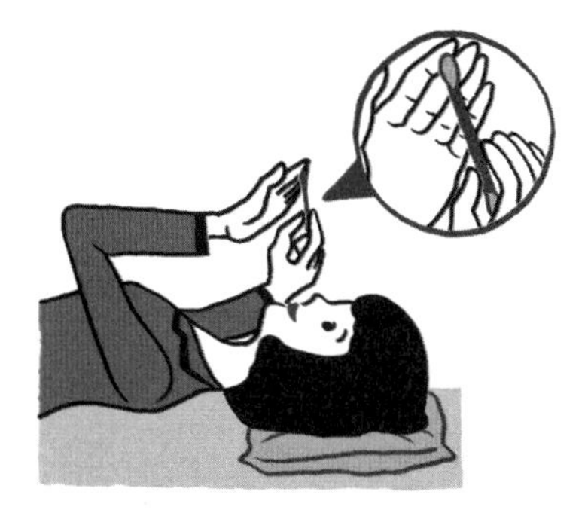

建議按壓指尖來溫暖手指。用棉花棒輕輕按壓第一關節指腹5到6次。雙手手指都像這樣各別按壓一遍。

捏捏腳踝

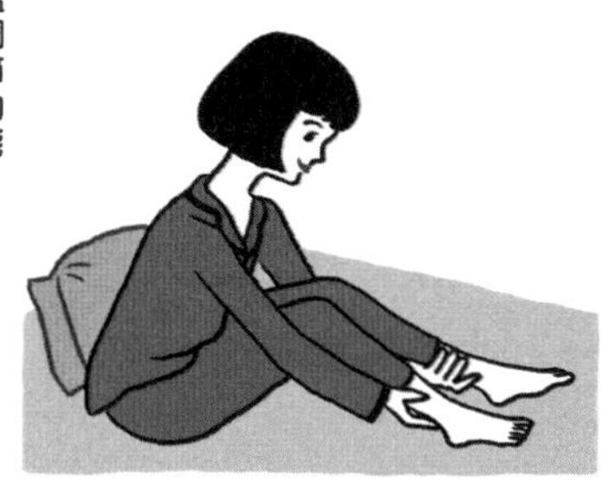

不僅腳趾，腳部冰冷時要連腳踝都顧到，才能讓腳快快暖和起來。坐在被子上捏捏阿基里斯腱的部位可讓淤滯血流變通暢，讓身體變暖。

慢慢舒展睡眠中因冷變僵的身體，讓血液通順

早晨體溫是一日最低，因為睡眠期間身體不太活動，全身血液循環也變差。「我每天早上都爬不起來」「就算起床也是昏沈沈的」，這樣的人很可能是從體內開始變冷的。

體質偏寒者在睡時降下的體溫尤其不易回升到活動模式時的溫度。早上體溫沒有回升，整天處在體溫偏低的狀態一直到晚上，身體就益發寒冷。

希望大家每天早上都能養成習慣，做一做能舒展指尖腳尖、改善血液循環、提升體溫的「晨起按摩」，在被窩裡就能輕鬆進行，讓身體溫暖、讓自己舒舒服服地醒來。

日常保養

針對不同的「體寒失眠類型」採取對策

祛寒原理

■ 體寒失眠可依白血球中「顆粒球」與「淋巴球」的多寡分成兩類。

■ 「顆粒球」較多的人要著重減少外在壓力，讓副交感神經活躍，促進熱能釋放。

■ 「淋巴球」較多的人要著重肌肉鍛鍊，恢復肌肉血液幫浦的功能。

Check! {體寒&失眠的類型}

體寒失眠的類型不同，因應對策當然也不同。
先來判斷自己屬於哪一類吧！

淋巴球型

照護方法見 P.142~

- 體寒情況

☐ 對寒冷比較遲鈍
☐ 全身長期處於偏冷狀態
☐ 同時有體寒和水腫

- 失眠情況

☐ 有起床氣
☐ 白天覺得昏沉
☐ 半夜會起來上廁所
☐ 鼾聲很大

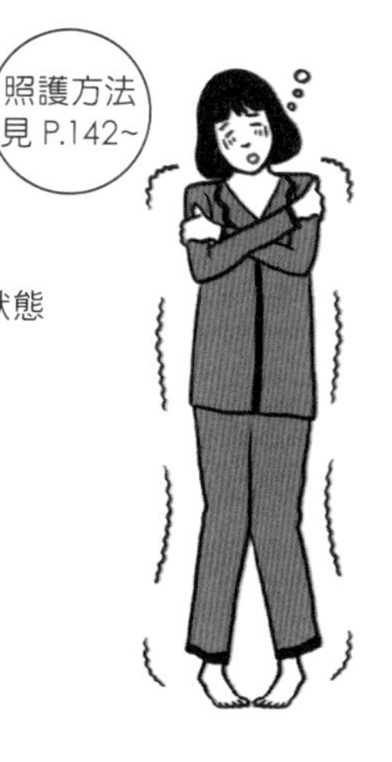

這是副交感神經比較活絡、「淋巴球」較多的類型。早上醒不來、平常不太活動的人大多屬於此類。因為肌肉量少，無法將血液打出去，這類型的特徵是長期處於水腫體寒狀態。

顆粒球型

照護方法見 P.138~

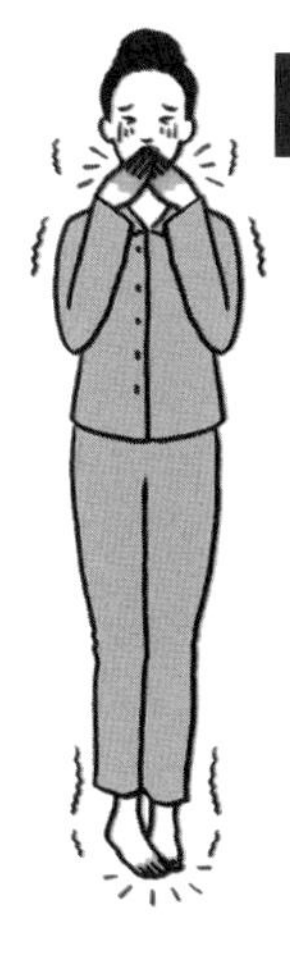

- 體寒情況

☐ 秋冬覺得非常寒冷
☐ 手腳冰冷
☐ 四肢冰冷但臉頰發熱，感覺「上熱下冷」

- 失眠情況

☐ 難以入眠
☐ 無法熟睡
☐ 一大早就醒了
☐ 會磨牙

這是交感神經比較活絡、「顆粒球」較多的類型。這類的人容易受外在壓力影響，血管和肌肉常因緊張處於收縮狀態。冬天尤其會四肢冰冷，難以入睡。

針對不同類型採取對策，根本解決體寒失眠

睡眠和體寒密不可分，一旦持續惡化，就會演變成「體寒失眠」，要擺脫這個困擾就要依不同類型調養。

「顆粒球型」的人使身體處於活動模式的交感神經比較活躍，血管呈現收縮狀態，身體的熱能不易發散，難以入睡，又因血液循環不良，常常發冷頭暈。這類的人可在夜晚讓身體進入放鬆狀態，使促進血液循環的副交感神經處於優勢，藉由泡澡等方法紓解身心緊張，促進身體釋放熱能。

「淋巴球型」的弱點是產生熱能的肌肉不足，肌肉量不夠，身體的幫浦功能和排泄功能都較弱，體寒和水腫會同時出現。要改善這種狀況，最重要的就是適度運動增加肌肉量。

請檢核自己屬於哪一類，馬上採取行動，克服體寒失眠吧！

刷牙要「3分鐘」

祛寒原理

■ 塗上牙膏，確實刷滿3分鐘，促使乾淨唾液充分分泌。

■ 乾淨唾液充分分泌，可活躍副交感神經、消除緊張，讓你身心放鬆好入睡！

刷完牙後……

為了留下乾淨唾液，刷牙後可將一小杯水含在口中，漱5秒再吐掉。

做「10秒深呼吸」

祛寒原理

■ 呼吸可調控自律神經。有意識地深呼吸可活躍副交感神經。

■ 副交感神經活躍可消除身心緊張，讓血液循環順暢，睡眠品質提升。

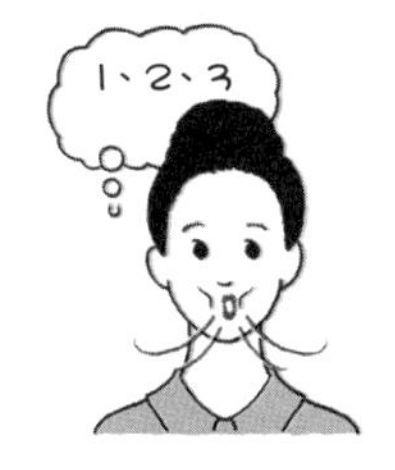

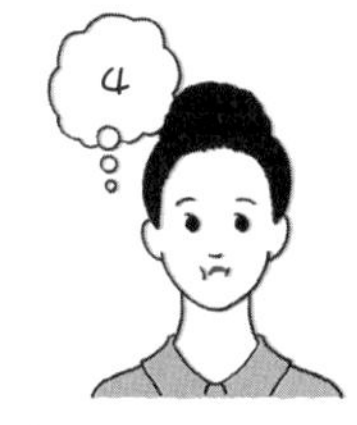

① 吸氣

用鼻子深深吸氣，從1默數到3，數到4時停止吸氣。

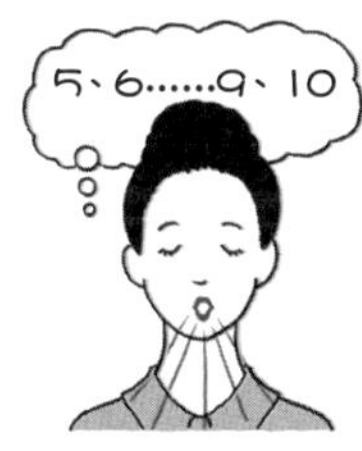

② 吐氣

吐氣時從5默數到9，數到10時停止。①②為1回合，共進行3次。吐氣時要比吸氣更專注。

⑫的解答 寬鬆襪子 將腳踝包得緊緊的會阻礙血流，熱了也不易脫掉，反而會出現汗冷的情形。

上床就**不要再做事了**！

祛寒原理

■ 把與睡眠無關的事物帶入臥室會刺激交感神經，血管和肌肉會變得緊張，導致血液循環不良。

■ 閱讀和回覆郵件等事就在其他房間完成，讓身體認定臥室就是「睡覺場所」，養成一進臥室就放鬆、快速入睡的習慣。

顆粒球型的照護

睡覺時不穿**襪子**

祛寒原理

■ 身體進入休眠模式後一定要散熱，讓核心體溫下降。

■ 穿襪子睡覺會妨礙身體散熱，擾亂體溫調節的機制。

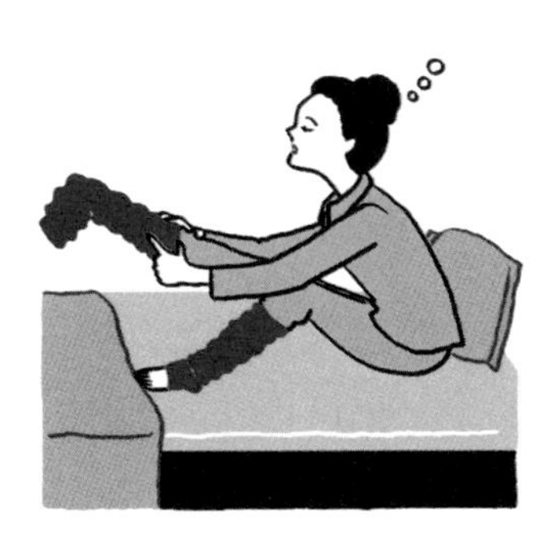

想保暖就套上襪套

睡覺時的保暖物件就屬不會包覆手掌和腳掌、阻礙散熱的襪套最合適！雙腳冷到睡不著時也適用。

做「抬腳跟」運動！

祛寒原理

■若有腿部浮腫的問題，睡覺時身體的水分會讓氣管縮小，導致打鼾、失眠。

■做抬腳跟運動鍛鍊小腿肚可消除水腫。

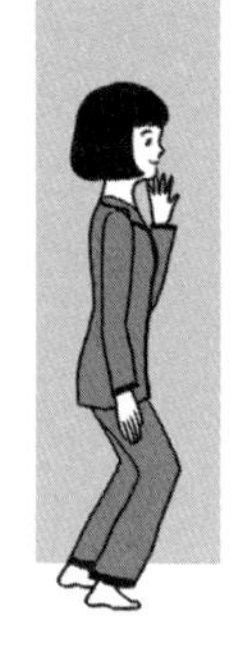

① 膝蓋彎曲

單手扶牆站立，雙腿微開。用力收緊肛門，肚臍下方出力的同時彎曲膝蓋。

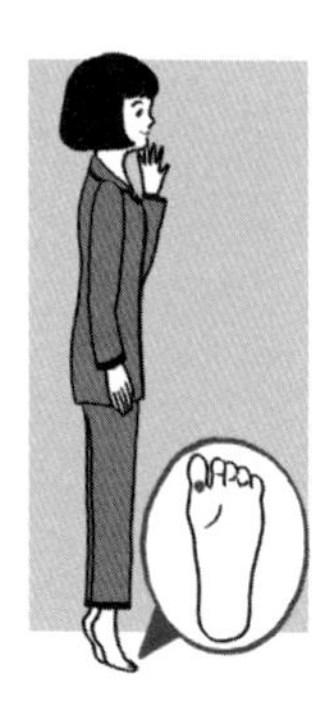

② 用腳尖站立

慢慢墊起腳尖，將身體重心放在雙腳姆趾根部。①②為1回合，進行20次。

淋巴球型的照護

做「橋式」抬臀運動

祛寒原理

■ 翻身可促進血液和淋巴循環，還可調節體溫。

■ 腰部到臀部一帶的肌肉是翻身一定會使用的肌肉，做「抬臀運動」鍛鍊此處有利翻身，讓你更快入睡。

抬臀運動

膝蓋併攏呈90度立起。收緊肛門，抬起臀部，讓肩膀、腹部和膝蓋呈一直線，再慢慢放下。做5次以上。

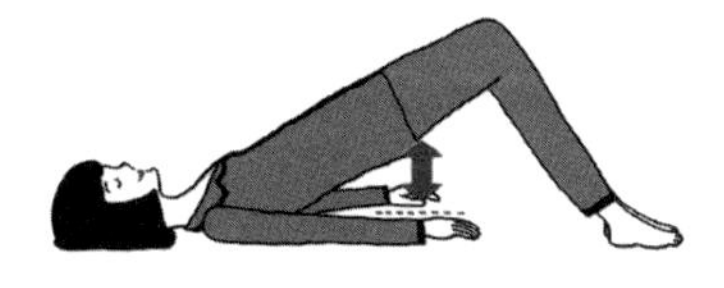

 祛寒益智問答 ⑬ 穿著搖粒絨（Fleece）材質的衣物時，內衣要穿純棉的還是化學纖維的比較保暖？（答案見P.145

做「間歇運動」

祛寒原理

■ 和緩運動和激烈運動交替進行的「間歇運動」可促進熱能代謝。

■ 在傍晚時進行這項運動讓體溫上升，到了晚上體溫就會順利下降，有助入睡。

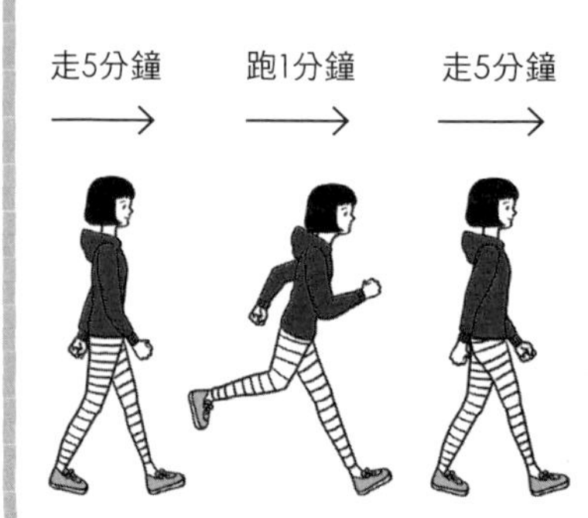

先從 1 週 1 次開始

如「5分鐘走路＋1分鐘跑步」這樣，和緩運動和激烈運動交替進行。

早晨吃泡菜、喝味噌湯

祛寒原理

■ 早上吃可讓身體從內暖和的辛辣食物（如泡菜），可讓白天精神奕奕，晚上一夜好眠。

■ 早餐喝味噌湯，可在不增加腸胃負擔的情況下暖和身體。

⑬的解答 化學纖維的內衣 搭配材質相近的衣物才不會產生靜電。靜電會讓血管收縮，使身體發冷。

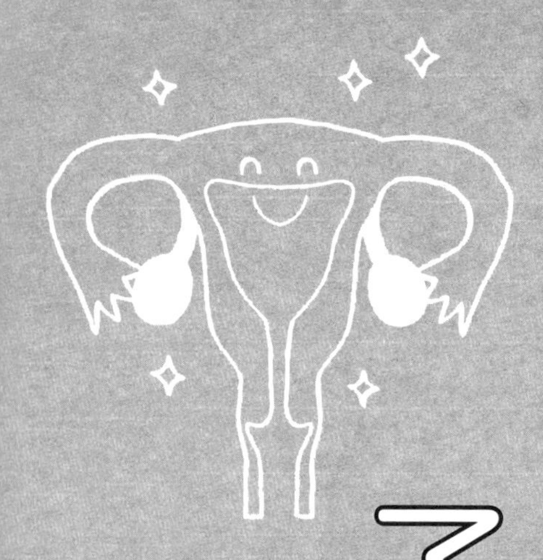

6章

改善體寒和婦科病的子宮照護

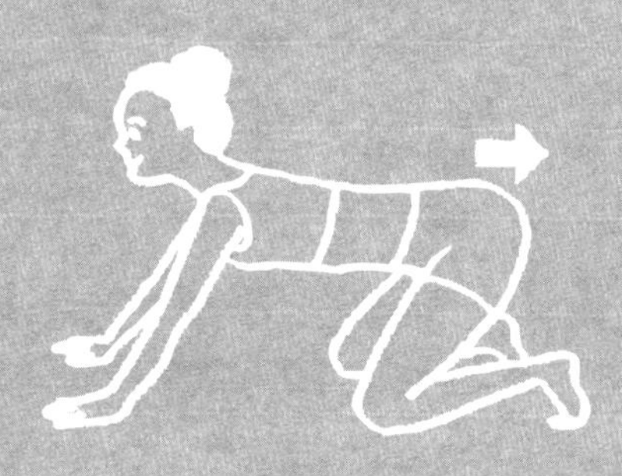

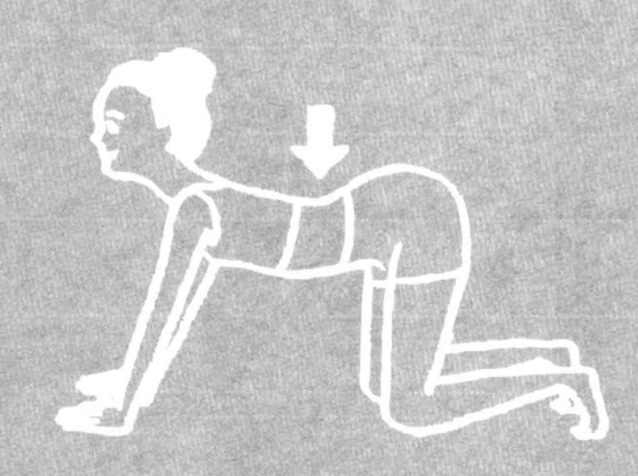

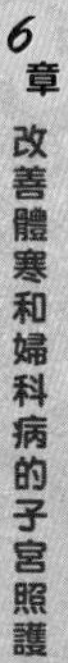

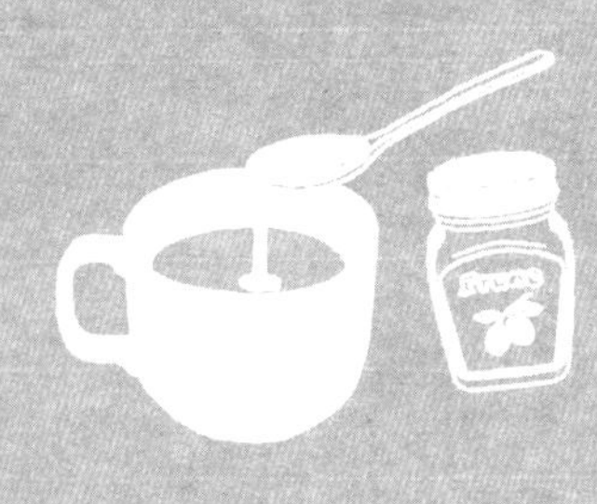

女性最在意的身體不適，
莫過於生理痛或經前症候群等婦科疾病。
這些毛病和子宮血液循環不良息息相關。
請大家悉心照護重要器官「子宮」吧！

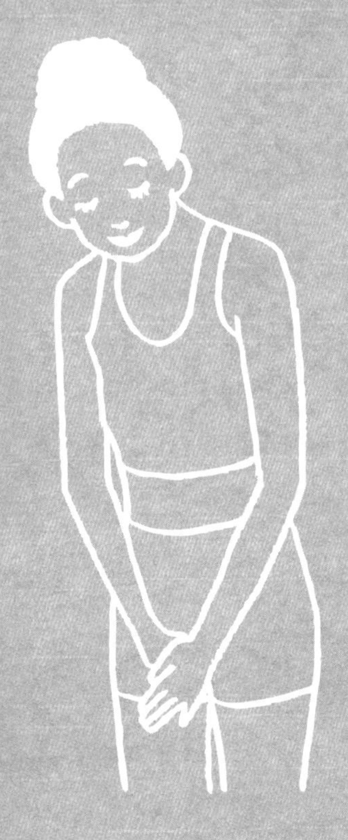

經期不順易不孕，不可輕忽子宮虛寒！

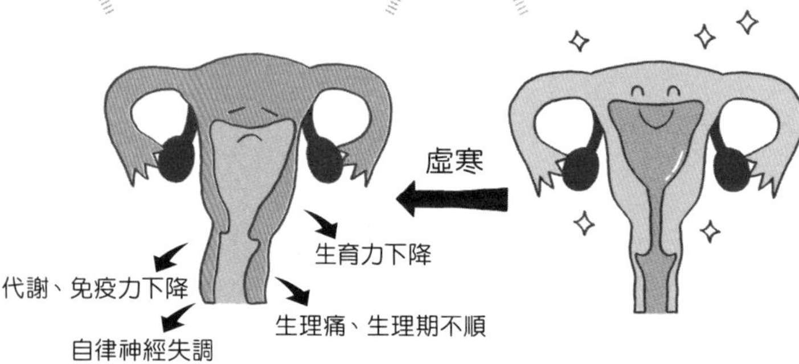

女性的種種不適常和子宮虛寒息息相關。子宮是女性孕育生命不可或缺的重要器官。為了運送充足的養分，有大量血液會流至此。如果血液運行因為寒冷而停滯，子宮肌肉變得僵硬沒有彈性，就會出現生理痛、經前症候群（PMS）或經期不順等毛病。

再者，當子宮或卵巢因寒冷無法正常運作，荷爾蒙和自律神經會失調，代謝能力和免疫力等全身機能會跟著下降，連帶影響精神穩定，而變得焦慮不安。要擺脫這種身心失調狀態得從日常生活做起，留意子宮的保暖，如果有「想生小孩！」的念頭，更要好好護理子宮，以使自己容易受孕。

要改善子宮虛寒，關鍵在於讓血流順暢，最有效的就是飲食和伸展內外並行，來溫暖子宮活動、骨盆。因為女性的身體會隨著經期、經期前、排卵期、排卵期後等不同生理週期產生變化，所以也要配合各時期身體變化採行不同對策。

現在就告訴大家如何針對不同生理週期，來改善子宮祛寒、刺激骨盆骨骼及促進子宮血液循環。

子宮暖和的好處！

■ 可改善生理痛、經前症候群和經期不順！

■ 可提升生育力和免疫力！

■ 可擺脫體寒困擾。

因應「生理週期」做好保暖

子宮祛寒原理

■ 子宮和卵巢虛寒會導致血流不順、荷爾蒙和自律神經失調，連帶造成全身虛寒。

■ 女性的體溫、荷爾蒙分泌及骨盆狀態會隨著生理週期變化。

■ 配合生理週期的4個時期做好照護可有效溫暖子宮。

{女性身體會隨生理週期變化}

子宮和支撐子宮的骨盆隨著生理週期每天都在變化。
為了讓子宮保暖更有效率，請配合生理週期做好相應的照護吧！

《經期（第一天到第七天）》

這是子宮最易受寒的時期。這段期間一旦子宮受寒變得僵硬，就會出現生理痛或頭痛。請內外並行飲食或沐浴等方法，多加留意做好保暖。

→ P.152 ～

《經期後～排卵期（第八天到第十四天）》

這時期子宮內膜開始增生，為排卵做準備。因為身體狀態穩定，多動是沒問題的。當基礎體溫由低溫期慢慢升至高溫期時，就是排卵日到了。

→ P.158

《排卵期後（第十五天到第二十一天）》

排卵期過後到下次月經來臨1週前是荷爾蒙急速變化的時期。因身體容易出現水腫等不適，要好好調整生活作息和腸道環境，放鬆心情

→ P.159

《經期前（第二十二天到第二十八天）》

下次月經開始的1週前是骨盆擴張、子宮匯集大量血液的時期。做好下半身保暖、讓子宮正常運作是這時期的重點

→ P.152 ～、P.160 ～

＊上述以28天為週期天數

溫暖子宮的方法依生理週期而不同

子宮虛寒最大原因就是血液循環不良。血液循環不良會導致女性荷爾蒙分泌和自律神經失調，連帶造成全身虛寒。

子宮虛寒的人自身不易查覺，但有生理痛、經前症候群或經期不順的人很可能就是子宮虛寒。請現在就做好子宮的保暖與照護吧！

不過，女性的體溫、荷爾蒙分泌及骨盆狀態會隨著生理週期而變化，因此，配合當下的身體狀態採行保暖措施很重要。

女性的生理週期大致可分為經期、經期後到排卵期、排卵期後及經期前等4個時期。以下將介紹各時期的因應方法，請多加利用，更有效地溫暖子宮、改善子宮虛寒。

 祛寒益智問答 ⑭ 睡覺時蓋電毯或毛毯，哪一個對祛寒比較有幫助？（答案見 P.153）

經期、經期前照護

用「寶特瓶熱水袋」溫暖子宮

子宮祛寒原理

■ 長時間伏案久坐會阻礙子宮血液循環，導致子宮虛寒。

■ 在寶特瓶裡注入50℃熱水做成熱水袋，就算工作中也可用來敷著肚子，保持子宮溫暖。

■ 用熱毛巾包著寶特瓶就可維持保溫效果。

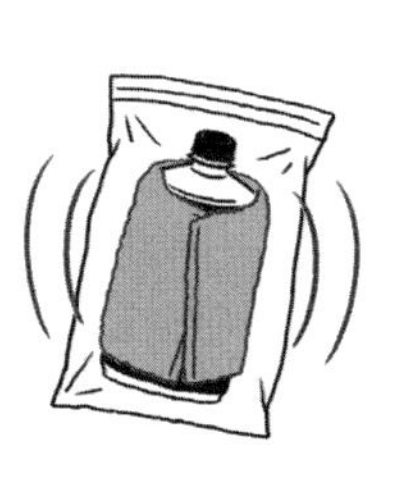

寶特瓶熱水袋的製法

用水沾濕毛巾放入微波爐裡（600W）加熱1分鐘，將50℃熱水注入耐熱寶特瓶裡，再用加熱過的熱毛巾捲起，放入塑膠袋裡。將熱毛巾從微波爐取出時請小心不要燙傷。

經期、經期前照護

起床先喝杯「熱梅精茶」

子宮祛寒原理

■ 起床時身體的代謝和溫度都偏低，喝涼水會使虛寒情況惡化！

■ 喝一杯熱梅精茶可溫暖胃和全身，幫助血液送達子宮。

■ 如果經期中容易貧血，吃富含鐵質的梅子有助造血。

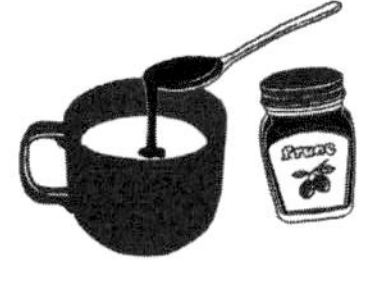

同時提升代謝與體溫！

依產品說明用熱水沖泡適量梅精，用手掌包覆杯子捧著喝，連手也會溫暖起來。

 ⑭的解答 毛毯 太依賴電毯可能會讓體溫調節機制無法正常運作。

經期、經期前照護

「冷熱交替泡澡法」促進血行

子宮祛寒原理

■ 經期間和經期前子宮特別容易感覺寒冷。

■ 反覆進出浴缸，藉由溫度變化來刺激血管收縮。血液循環變好，連子宮都會暖和。

以冷熱交替泡澡法
促進血液循環

泡在38～40℃溫水裡，反覆進出浴缸。趁離開浴缸的空檔可洗頭或敷臉。

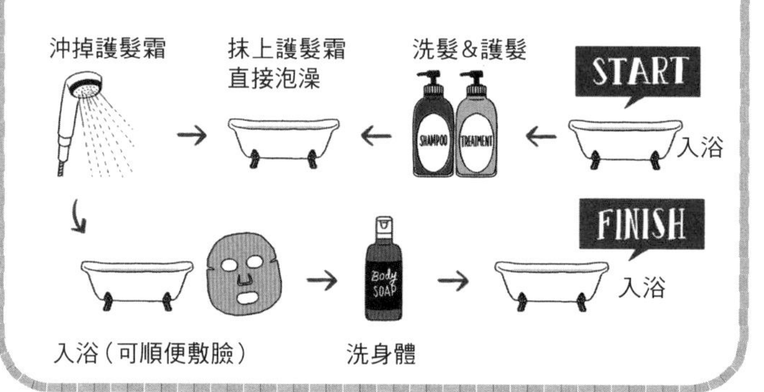

經期照護

多吃「紅肉或肝臟」

子宮祛寒原理

■ 每次經期大約會流失20～30毫克的鐵，所以經期間容易貧血。

■ 因為熱能會順著血流運行全身，所以血液循環好壞與貧血、虛寒息息相關。

■ 攝取富含鐵質的紅肉和肝臟有助改善貧血，也可防止體溫偏低。

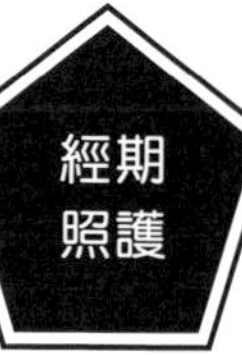

改用「布衛生棉」

子宮袪寒原理

■ 用布做的衛生棉親膚性佳，感覺較舒服。

■ 布衛生棉比紙類衛生棉更有溫度，據說也能「緩和體寒」。

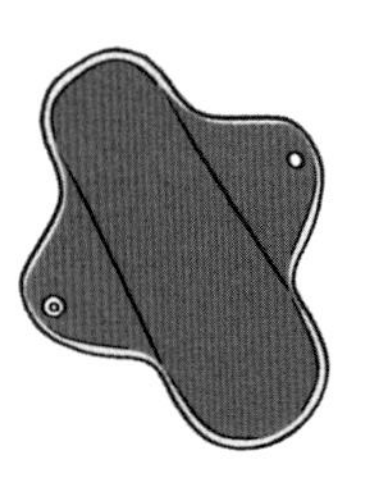

{布衛生棉使用要訣}

穿著生理褲或緊身褲防止移位

擔心移位可穿著生理褲或緊身褲、內搭褲來固定，只要多留意、勤更換，就可以解決外漏和移位的問題。

起初可紙衛生棉和布衛生棉並用，再慢慢增加布衛生棉的使用

如果擔心外漏，建議一開始和紙製衛生棉並用，先從量少居家時→量少外出時→量多居家時……，慢慢擴大使用範圍，讓自己漸漸適應。

{布衛生棉保養方法}

用刷子和肥皂清洗髒汙

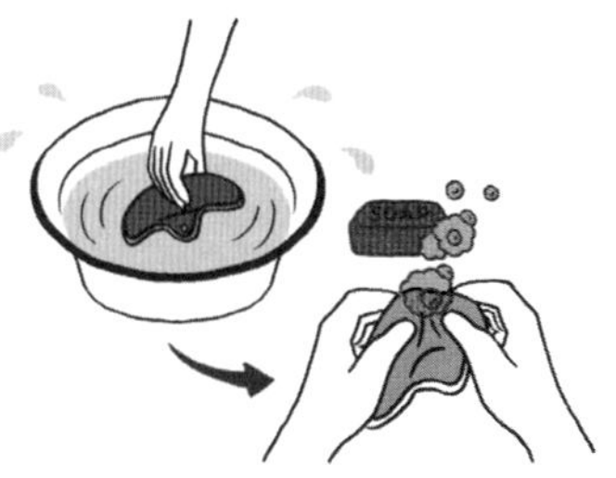

將布衛生棉放入40℃溫水中來回攪動、清洗。然後將肥皂塗抹在髒汙處，一次抓一小塊，用手細細搓揉。

放入洗衣袋裡用洗衣機清洗

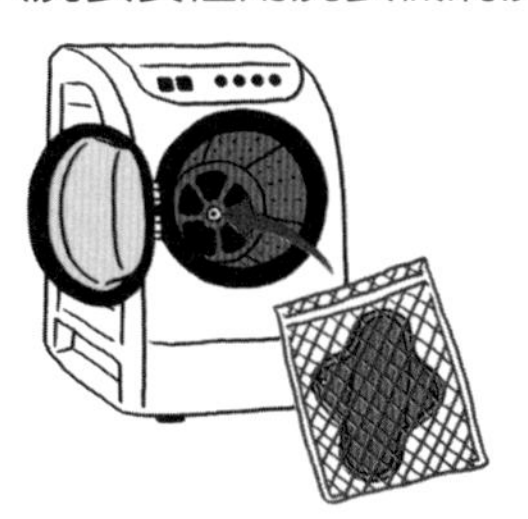

用手洗的話，擰乾後布料會變硬，可先用肥皂去除髒污，再放入內衣專用洗衣袋裡，送進洗衣機跟其他衣物一起清洗。

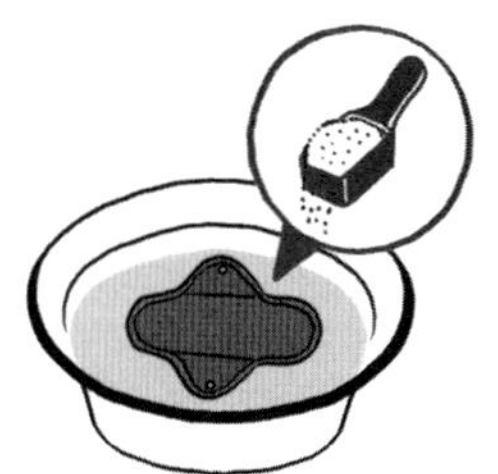

仍洗不乾淨就浸泡一下再洗

如果無法用手清洗乾淨，就在髒污處塗上肥皂，或浸泡在過碳酸鈉、含氧漂白劑等溶液裡2～3小時或一晚，再丟入洗衣機清洗。

「大步走」活動骨盆

子宮祛寒原理

■ 這時期身體活動方便。

■ 故意邁大步走，以伸展大腿內側，讓骨盆活動更靈活。

■ 活動骨盆、促進血液循環可讓子宮溫暖、運作正常。

■ 只要趁通勤或逛街等平常移動的時候實踐，就可改善血液循環，讓身體暖和！

排卵後照護

睡前1、2小時洗澡

子宮祛寒原理

■ 這時期會比較淺眠，一旦睡眠較淺，血液循環就會變差，而導致體寒。

■ 睡前1、2小時洗澡讓體溫上升，可緩和就寢時體溫較低的狀況，也會比較容易入睡。

■ 睡眠品質變好，血液循環會跟著變好，子宮也會暖和。

 祛寒益智問答 15 泡腳後最好是冷敷或熱敷？（答案見 P.161）

經期前照護

飲用「花草茶」放鬆身心

子宮祛寒原理

■ 這時期荷爾蒙開始變化，會慢慢出現精神不穩定的狀況。

■ 如果一直無法放鬆會造成血液循環不良。

■ 來一杯洋甘菊這類可有效舒緩心情的花草茶，平撫不安的情緒。

避開咖啡因飲料

咖啡或綠茶等咖啡因飲料會讓內臟變冷，讓不安惡化，請多加節制。

做「骨盆底肌伸展操」

子宮祛寒原理

■ 在這個準備迎接經期來臨的時候，子宮會匯集大量血液。

■ 血流順暢，子宮也會暖和。

■ 如果位在骨盆底部的「骨盆底肌」柔軟有彈性，子宮就能因應經期來到自由收縮，血液循環也會變好。

骨盆底肌伸展操

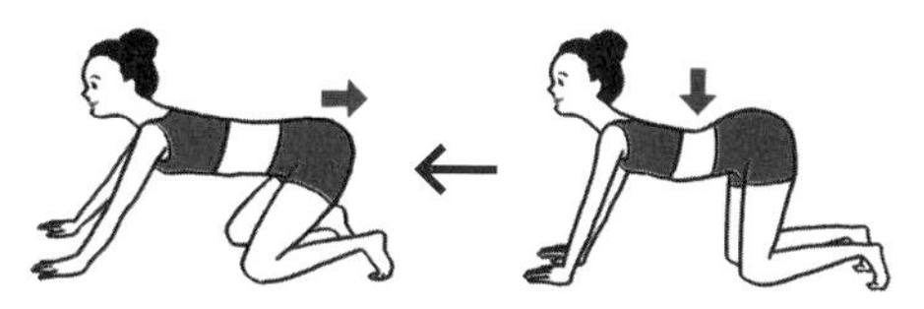

① 四肢著地

用雙手和雙膝撐起身體，雙手打開與肩同寬。臀部與膝蓋呈一直線，大腿和小腿呈90度，背往下壓。

② 伸展骨盆底肌

臀部向後坐，訣竅是一邊想像肛門打開，一邊伸展骨盆底肌。

⑮的解答 泡腳後要冷敷 泡腳後用冷毛巾包裹腳掌，可讓血管收縮，促進血液循環。

用「骨氣療法」刺激子宮周圍的骨頭

子宮祛寒原理

- 「骨氣療法」是流傳自韓國古代、直接刺激骨骼的治療方法。
- 「子宮骨氣療法」是刺激大腿骨和恥骨，去除骨盆內寒氣。
- 骨髓具有造血功能，用骨氣療法刺激骨髓可促進新血生成。
- 透過子宮骨氣療法也可舒緩骨骼周圍的肌肉，改善血液循環。

{基本按壓手法}

要確實按壓到骨骼與骨骼之間，重點就是使用正確的「施力骨」。

1 檢查施力的骨頭

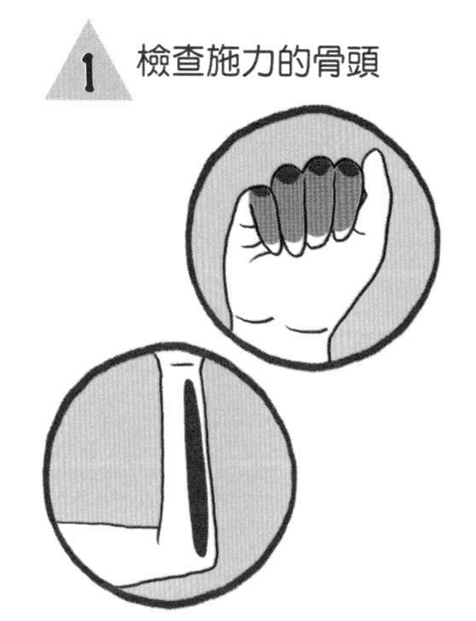

握拳時除拇指以外的4隻手指的第二個關節（近位指節間關節）。如果需要大力按壓，也會同時使用到第二個指節（近位指節間關節和末關節中間這一段）。還有一個會用到的部位，就是手臂靠小指側的肘部到手腕的骨頭。

2 理想狀況是「痛得很舒服」

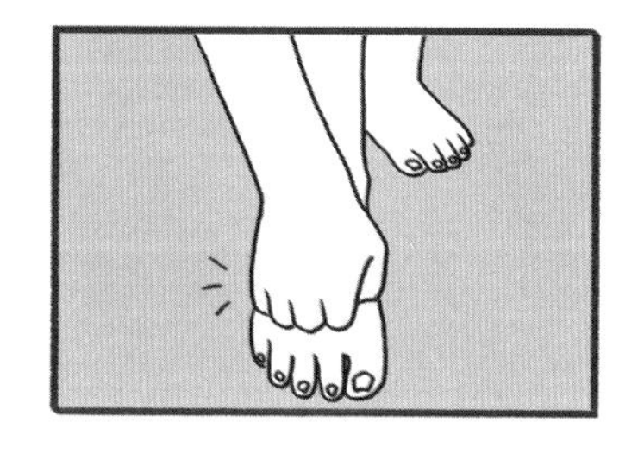

力道大約是感覺「有點痛，不過很舒服」的程度。按壓重點是要用力按到受力的骨骼，不是只有按到皮肉而已。

3 用乳液或乳霜潤滑

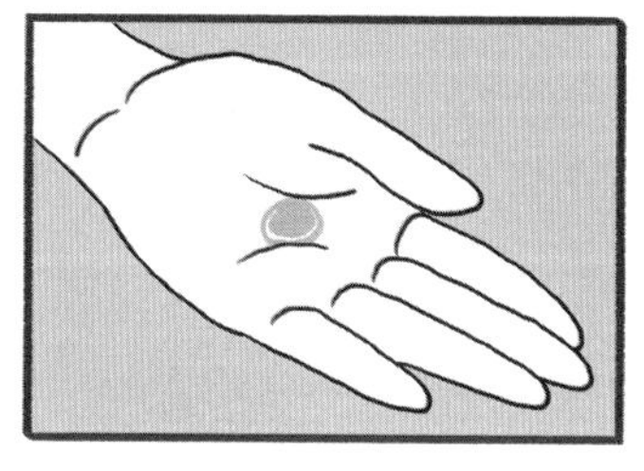

直接接觸腳背或大腿內側等部位的皮膚時，通常會因為磨擦感覺疼痛而無法好好施力，這時請使用乳液、乳霜或按摩油充分潤滑。

對祛寒和刺激女性荷爾蒙都有效的「子宮骨氣療法」

「骨氣療法」是韓國在約50年前發明的民俗療法。原理是直接用手指或手臂骨頭刺激骨骼，以解決身體種種惱人問題。它以應用在小臉美容聞名，其實對子宮祛寒也很有效。「子宮骨氣療法」就是刺激連結骨盆的大腿骨和恥骨，藉此去除骨盆內的寒氣，是值得信賴的療法。

血液原本就是由骨骼中的骨髓製造的，所以用骨氣療法可刺激骨骼，促進新血生成。運用子宮骨氣療法刺激大腿骨和恥骨可讓骨盆內血流量增加，改善虛寒狀況。

藉由子宮骨氣療法的刺激也可舒緩骨骼周圍肌肉，這也會讓停滯的血流變得順暢。按壓恥骨會感覺疼痛的人就表示肌肉是僵硬的，請大家一定要試試看。

{子宮骨氣療法}

要促進骨盆內的血液循環，最重要的就是刺激大腿骨到恥骨的部位，
讓子宮和卵巢的血液循環一下子全都變好。

按壓大腿骨

施力骨

手臂靠小指側的肘部到手腕的骨頭，要確實按壓到這部位，重點就是上半身微微前傾，適度地運用體重。

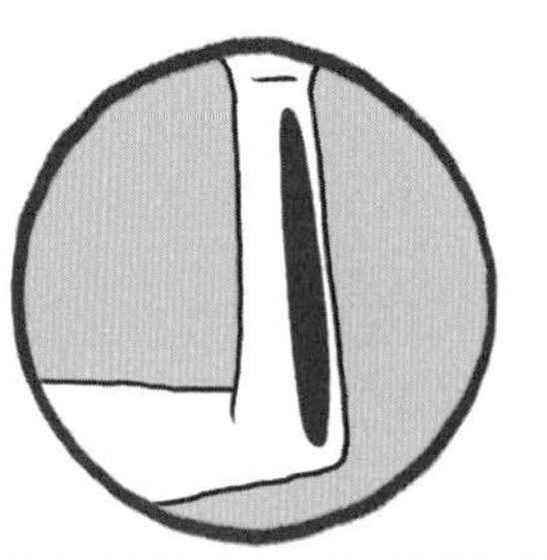

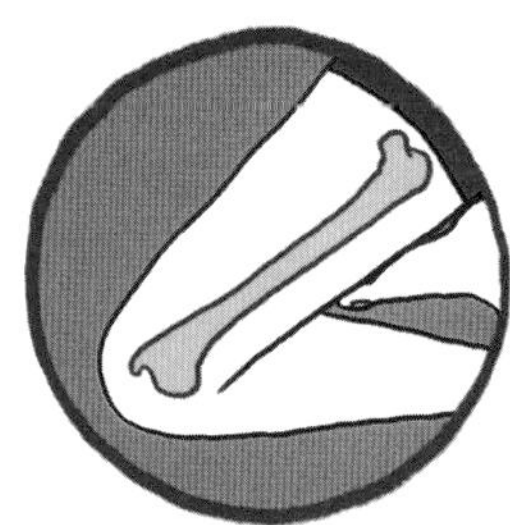

受力骨

從膝蓋以上直到髖關節的大腿骨，這根骨頭可謂擔負造血重任的大骨。

1

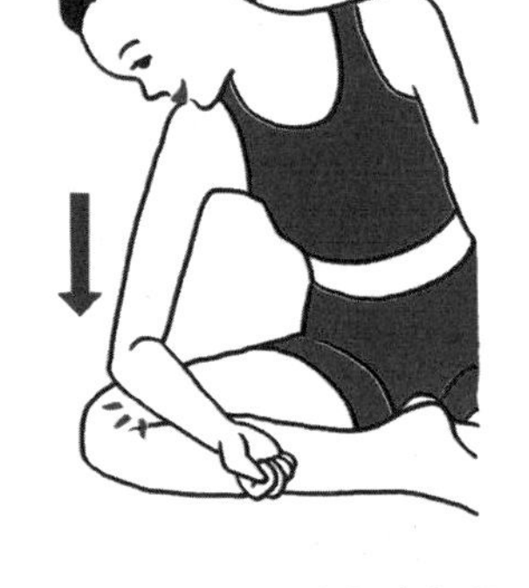

盤腿坐著，按壓右腿大腿骨時，右臂手肘呈90度做為「施力骨」。上半身微微前傾，讓施力骨借助身體力量垂直向下按壓受力骨5秒鐘。

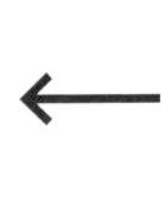

2

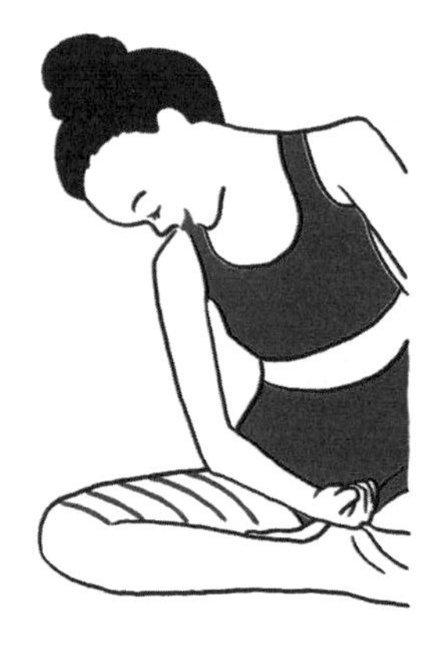

從膝蓋上方到大腿根部大約分成5受力點，從下往上挪動，和步驟1一樣按壓5秒鐘。換腿重複一次。

繞圈按壓恥骨

施力骨

握拳時除拇指以外的4隻手指的第二個關節為施力骨。如果覺得力道太強，可用第二個指節施力。

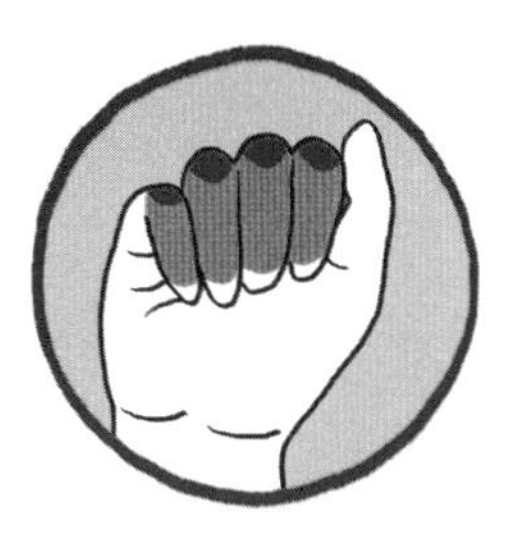

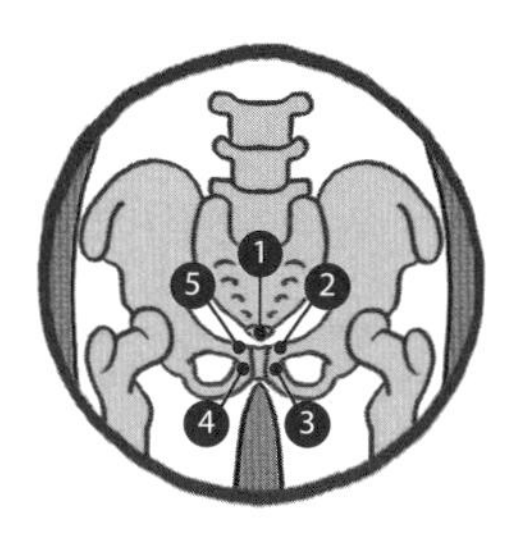

受力骨

下腹部最下方的中央、微微突出的骨頭就是恥骨。恥骨位在骨盆前方，連結左右兩側骨盆。請依左圖①～⑤的順序，順時針繞圈按壓。

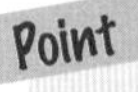

Point

施力的拳頭要將手腕向內彎，用第二個關節使勁按壓恥骨突出處。

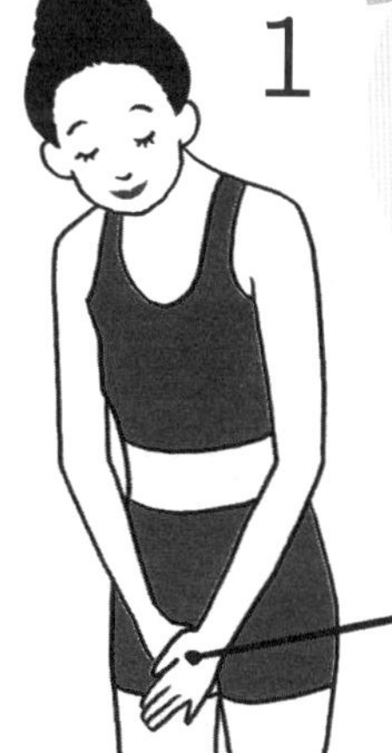

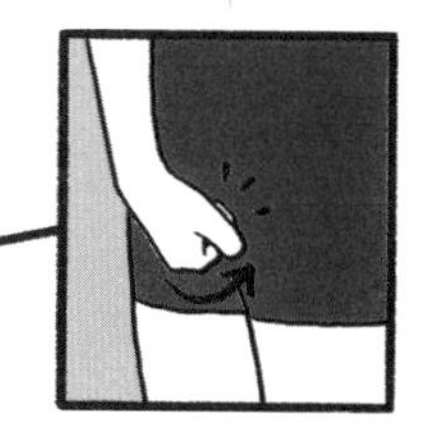

站立，雙腳打開與肩同寬，將「施力骨」放在恥骨最上方（①的位置）。上半身前傾，另一隻手覆在施力的拳頭上方做為輔助，使勁將放在恥骨上方的手往內壓。

Point

恥骨感覺疼痛的話，可一邊吐氣一邊按壓來舒緩疼痛。

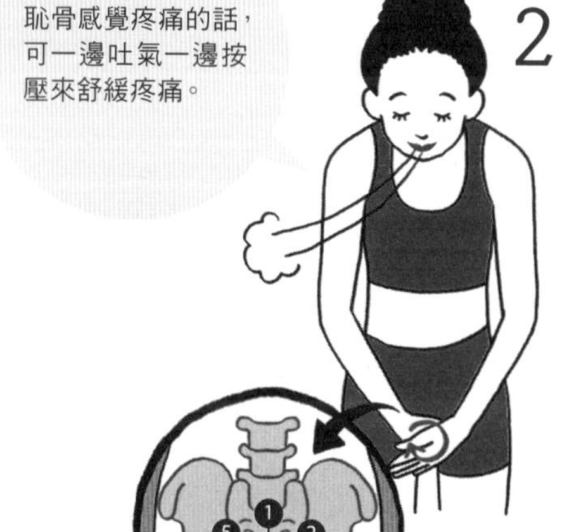

維持步驟1的姿勢，將放在恥骨上的「施力骨」繞圓按壓2圈。一邊依②～⑤的順序挪動，一邊以相同按壓方式在每個點各按壓2圈。

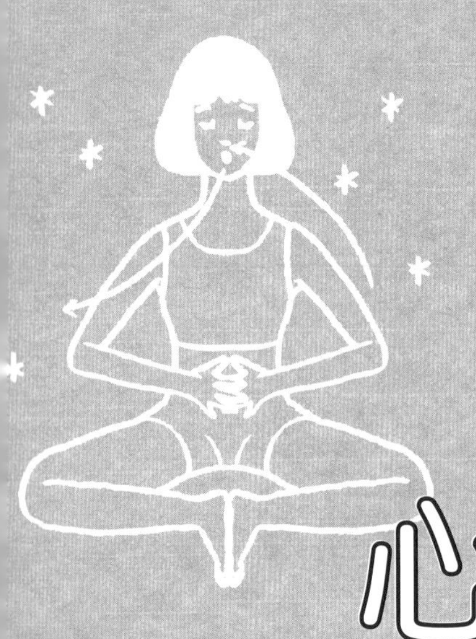

7

章

讓精神
充滿能量的
心情照護

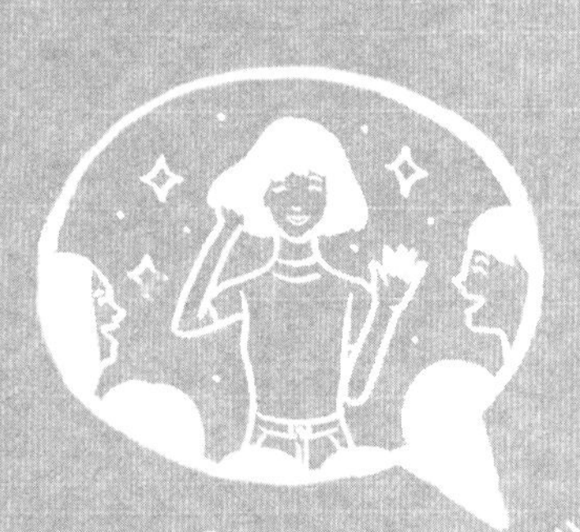

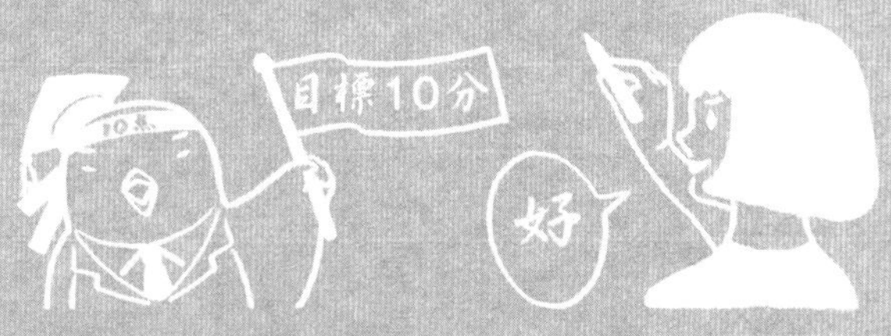

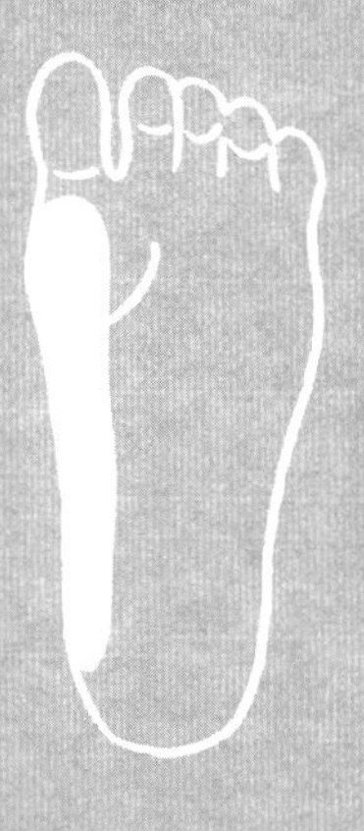

心理與身體關係密切，
因為壓力或煩惱而心灰意冷，
自律神經就會紊亂，身體也會發冷。
反之亦然。
本章介紹一些讓心情溫暖、
進而讓身體都暖和起來的方法。

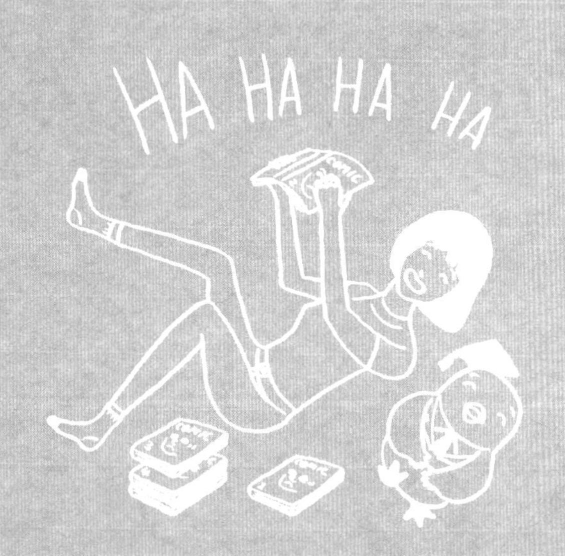

心理寒冷與身體寒冷息息相關

東方醫學認為身心健康的能量來源相同，身體出狀況時，心理也會出問題。

相反地，身體也會因為心冷而發寒，當生活煩惱與不安造成壓力累積，自律神經會失調，血液循環也會變差，而引發體寒；如果心理問題放著不管，身體會發冷並出現種種不適，導致心情更加沮喪……，也可能陷入這樣的惡性循環。事實上，患有憂鬱症等心理疾病的人大多有手腳冰冷、腹部寒冷的毛病。

「最近老覺得冷，身體不太舒服，心情也不好」有這種感覺的人不要暗自煩惱，請試試本章介紹的呼吸法、冥想及轉移注意力的方法吧！

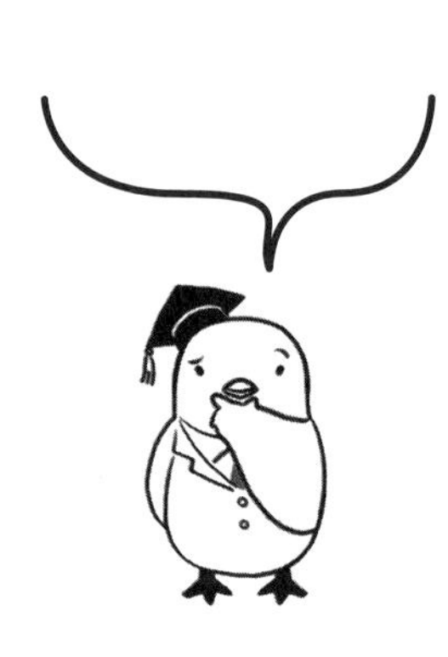

心冷和體寒的相互作用

■ 體寒導致心冷
- 身體和心理的能量運行不順，呈現焦慮狀態。
- 維繫身心健康的能量供應不足，心情更容易低落。

■ 心冷也會造成體寒
- 自律神經一旦因壓力出現問題，體溫就無法調節自如，血液循環也會變差，就會導致體寒。

■ 消除壓力，讓自律神經回復正常，就可去除身心雙方面的寒冷！

體寒→心寒

身體覺得寒冷時，維繫身心健康的能量運行會不順暢，精神狀態也會變差。

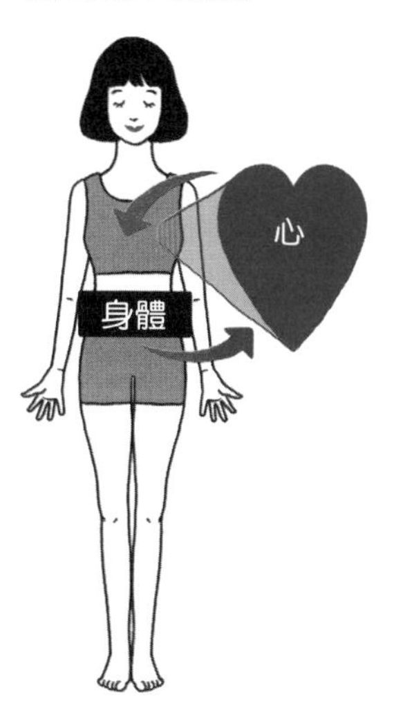

心寒→體寒

一旦因壓力等因素變得不安，自律神經就會失調，連帶讓身體變冷。

讓**精神能量**運行全身，消除「**焦慮**」

心靈祛寒原理

■ 東方醫學認為體寒會影響身體健康，也會導致維繫心理健康的能量運行不順。

■ 人容易焦慮是體寒導致精神能量無法充分送達全身。

■ 照顧好心情，讓精神能量和血液充分在體內運行，就可緩解焦慮。

{消除焦慮的呼吸與按摩法}

感覺寒冷而焦慮不安的人要好好調理，使能量充分運行。

按摩

盤腿坐在地板上，用腳後跟按壓另一隻腳的腳底，先從腳後跟按到腳趾根部，再一一按壓每根腳趾。

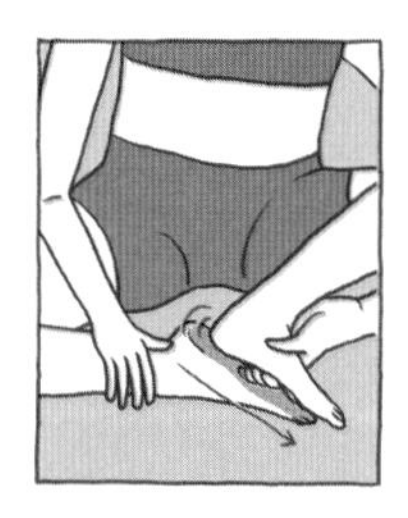

從手指根部到指尖向外拉扯，一根一根刺激。左手右手各做1回，最後交握轉動手腕。

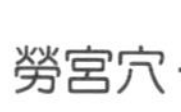

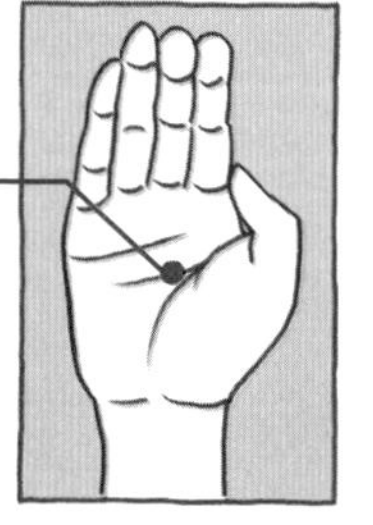

手掌微凹，用另一隻手的拇指按壓掌心凹陷處的「勞宮穴」。

呼吸

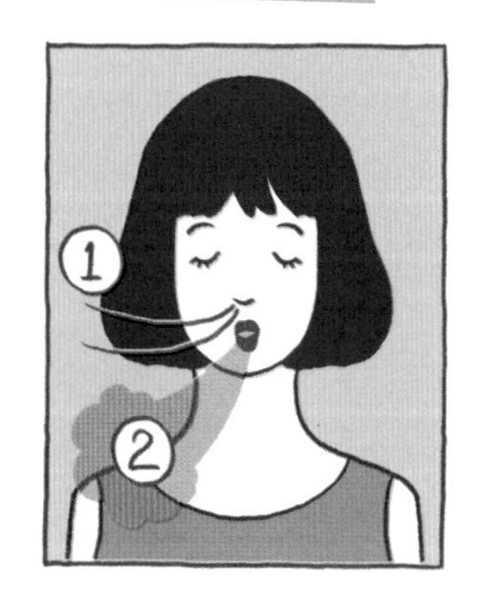

①閉緊嘴巴，用鼻子慢慢吸氣。②嘴巴噘成小圓圈用力吐氣。步驟①、②為1回合，反覆做10次。

讓能量運行順暢，消除焦慮不安

時常感覺寒冷、焦慮不安的人大多是因體寒造成血行不順，維繫精神健康的能量供應不足所致。

這類的人尤其容易受到女性荷爾蒙變化影響，經期前或排卵期間常常會焦慮不安。

反覆無常地遷怒他人，事後又暗自懊悔，無法控制情緒，什麼事都做不好，一個勁地自責不已……，有這些情形的人就是「體寒致使焦慮的類型」。

若要平復心情，上方介紹的呼吸法和按摩法都可讓能量和血流運行通順，快速穩定失控的情緒，同時能改善體寒，之後焦慮的次數也會減少。

 祛寒益智問答 16 要讓本書介紹的祛寒技巧發揮功效，是量力而為就好？還是徹底執行、按表操課為佳？（答案見 P.173）

補充精神能量，消除「憂鬱」

心靈祛寒原理

■ 心情容易沮喪的人是因體寒致使維繫身心健康的能量供應不足。

■ 這類人原本就容易有體寒的傾向。

■ 用補充能量的照護技巧消除憂鬱！

消除憂鬱的呼吸與按摩法

體寒致使沮喪的人要應用調理技巧，補充不足能量

刺激穴位與按摩

用兩手拇指按壓腳底板內側

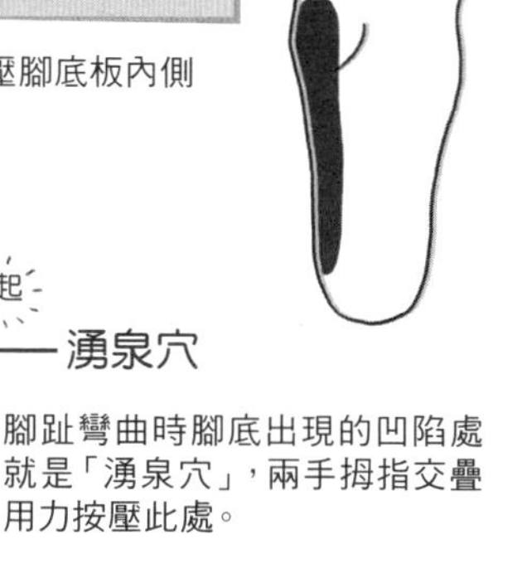

腳趾彎曲時腳底出現的凹陷處就是「湧泉穴」，兩手拇指交疊用力按壓此處。

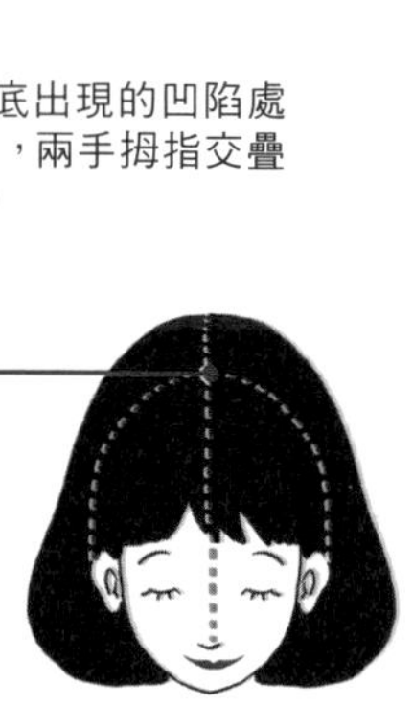

左右耳經過頭頂連成的直線與臉部中心線交會處即「百會穴」，也就是頭頂正中央的點，用指腹按壓此處。

呼吸

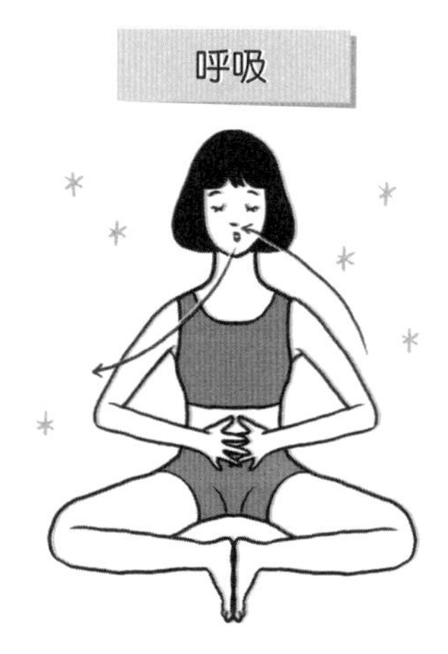

腳掌貼著腳掌盤腿而坐，將手輕輕放在腹部上。用鼻子慢慢吸氣，再緩緩吐出，盡量發出聲音。一呼一吸是1回合，反覆做10次。

呼吸新鮮空氣 幫身體和心理補充能量

身體倦怠提不起勁，做什麼都容易累，老是自責不已，如果符合這些症狀，就是「體寒致使沮喪的類型」。

這類的人缺乏維繫身心健康的能量，原本就很容易體寒，如果是寒冷的冬天或陰雨綿綿的日子，他們的身體會更覺得冷，憂鬱也會加速惡化，精神不振，缺乏幹勁，陷入「反正我就是這麼沒用！」的沮喪中。

要找回能量，就試試上方介紹的呼吸法和刺激穴位的按摩法吧！也可盡量早起，到大自然裡散步，用鼻子大大吸一口新鮮空氣，讓身體充滿大地的清新能量。

16的解答 量力而為 如果一直想徹底執行、按表操課，這些想法會成為壓力讓血液循環變差，反而會引發體寒。

房間布置採「**暖色調**」

心靈祛寒原理

■ 置身在滿是暖色調的環境裡會讓體感溫度上升，血液循環變好。

■ 將造成焦慮和憂鬱的體寒用視覺效果消除。

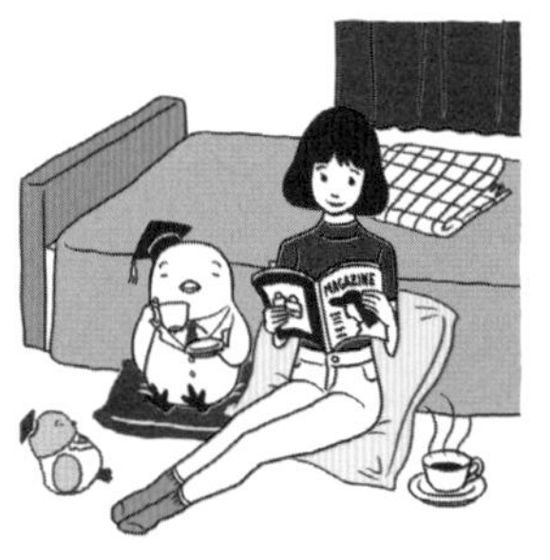

利用紅色、橘色讓心情開朗

選擇窗簾、床單和坐墊時，請選擇紅色或橘色等讓人感覺溫暖的顏色。

「大聲笑」帶動血流與能量

心靈祛寒原理

■ 大聲笑會運用到全身肌肉。

■ 可讓血流和能量運行通暢，讓身體溫暖，連帶消除內心寒冷。

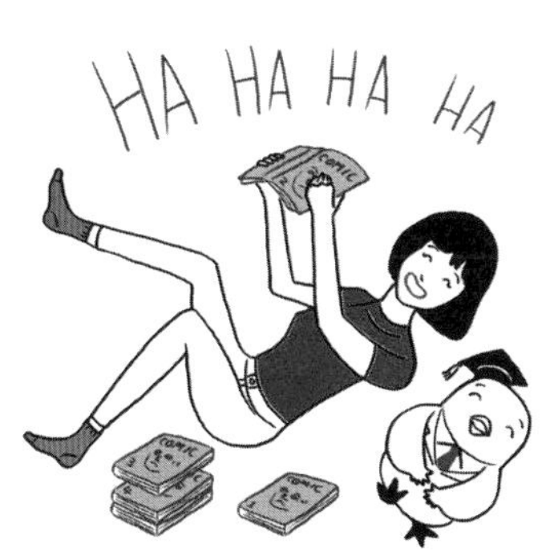

大聲笑出來

觀賞喜劇、搞笑節目、漫畫及和朋友聊天時，試著刻意大聲笑出來吧！

透過「冥想」紓解壓力

心靈袪寒原理

■ 用可達到深層放鬆的冥想來消除壓力。

■ 透過冥想讓副交感神經活躍，可改善血流淤滯的問題，身體也會暖和起來。

{試著冥想吧！}

調節呼吸、屏除雜念就容易達到冥想狀態。
請穿上舒適服裝，放鬆做看看！

「單邊鼻孔呼吸」讓心安定

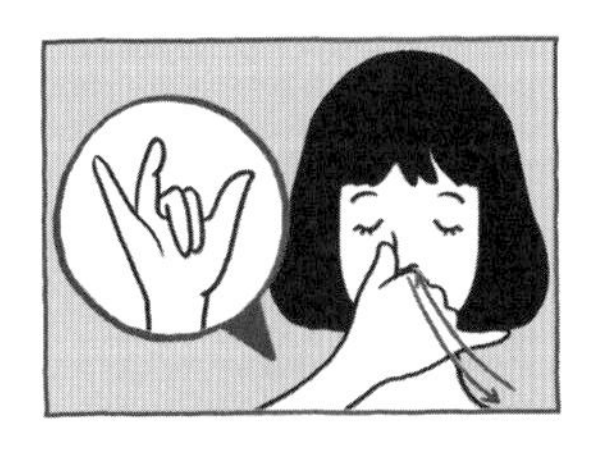

①盤腿坐在墊子上。閉上眼睛，從鼻子吸氣，用右手拇指壓住右側鼻孔。從左側鼻孔慢慢呼氣，接著用左側鼻孔吸氣。

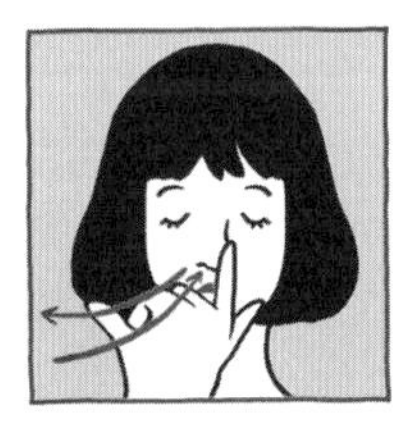

②用食指按住左側鼻孔，一樣只用右側鼻孔呼吸。這種單側鼻孔的呼吸法進行2～3分鐘。結束後眼睛依舊閉著，把手放開，這時會感覺到鼻子更通暢了。

伸展背筋，看著蠟燭冥想

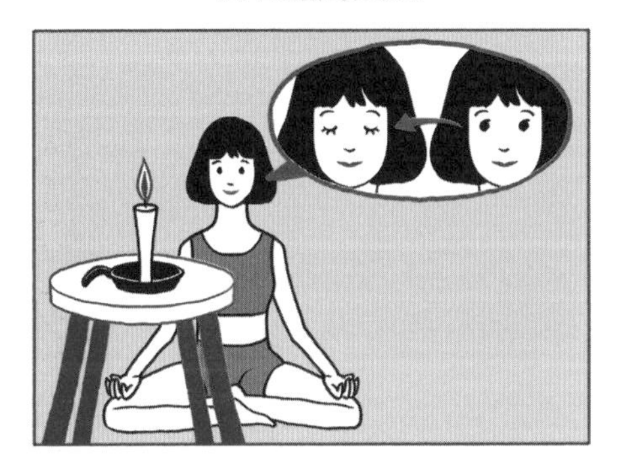

將蠟燭放在前方1個手臂遠的位置，燭火高度與視線齊平。一開始看著燭火中央的藍色焰心30秒～1分鐘。接著閉上眼睛，看著燭火映照在眼皮裡的殘影一會兒。如此反覆進行3次。

利用冥想的深層放鬆效果，趕走壓力造成的體寒！

人一旦感覺有壓力，自律神經中的交感神經就會活躍，而使血管收縮，如此一來，身體就會發冷。透過冥想讓身體進入深層放鬆狀態，副交感神經就會取得優勢，血液循環就能順暢，身體也會暖和。

此外，冥想還可讓自己有效戰勝壓力。

每個人都有不同的煩惱與壓力，透過冥想集中呼吸與意念，就可擺脫束縛自己的雜念。起初也許馬上又有雜念冒出來，但反覆練習後就漸漸不會被雜念干擾，而能找回自己，戰勝壓力。

冥想在家裡也能輕鬆進行，請大家一定要試試。

運用「阿德勒心理學」幫心靈祛寒

心靈祛寒原理

■ 利用阿德勒心理學改變想法，專注在行動上，消除心靈寒冷。

■ 老是受過去羈絆的心要向前看，朝目標行動。

■ 接受「原本的自己」就能認同他人，消除因人際關係挫折導致的心灰意冷。

{阿德勒心理學 溫暖心靈的3要件}

阿德勒學派的暖心法可歸納成3個思考模式，一起來了解它們的具體含義吧！

1 不執著於「過去」，要放眼「未來」

阿德勒學派主張「人不能在『過去』的束縛下過著『現在』的日子，人『現在』要朝著『未來』活著」。對過去種種再惱怒，如今也於事無補，問問自己「目標是什麼」，努力朝它向前邁進吧！

2 專注在「行動」上

空想改變不了什麼，與其想東想西卻毫無作為，不如平心靜氣地一步步做好現下可完成的事。一點一點地累積這些小小成就，努力朝著理想的自己慢慢接近才是重點。

3 珍惜「歸屬感」和「自我肯定」

所謂「歸屬感」就是「因為有身邊這些人，才有我的存在」的感覺，而「自我肯定」就是認同自己、相信自己的感覺。任何人都有缺點，請連同自己的缺點一起肯定吧！自我肯定與肯定他人密不可分。

阿德勒心理學能改變現代人封閉內心的思考模式

持續感覺沮喪、鬱結的「心冷」狀態會連帶對身體造成影響，致使自律神經失衡，這也是體寒加劇的原因。

「阿德勒心理學」能改變現代人老是封閉的內心，讓冷卻的心溫暖起來。

阿德勒心理學是在20世紀前半葉由奧地利精神科醫生阿爾弗雷德．阿德勒（Alfred Adler）所創立。他以「所有情感皆有目的」為出發，教育世人享有幸福人生。暖心基本要件有3項，首先是「不要活在『過去』，要放眼『未來』」，第二是「專注在『行動』上」，最後是「珍惜『歸屬感』和『自我肯定』」。請以阿德勒學派指導的思考和行動溫暖心靈吧！

阿德勒心理學

化自卑為動力，消除自卑造成的心冷

心靈祛寒原理

■ 阿德勒心理學認為「自卑感」是想變得更好的反射心理。一直沉浸在負面情緒裡是心冷的原因。

■ 先查覺自己的自卑感，並擺脫「我好可憐」這種自我保護心態。

■ 朝「自己理想的目標」一步步前進。

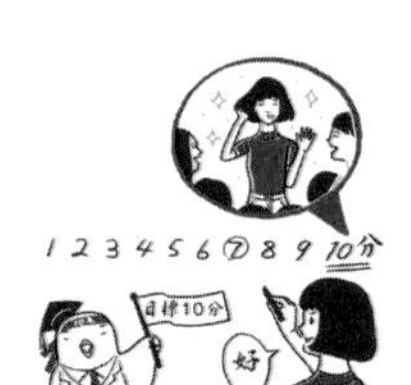

自卑感與自我成長息息相關

計算「理想的自己」與「現在的自己」的差距，不光顧著感嘆「還差這麼多」，而是想著只要現在的自己一點一點地進步，就可離理想越來越近，一步步採取行動。

阿德勒心理學

活在「當下」，消除不安造成的心冷

心靈祛寒原理

■ 阿德勒心理學認為被過去的失敗束縛會造成不安。

■ 反省自己的行為，找出缺失，就可作為警惕，避免再犯。

■ 揮別「失敗」的過去，終結不安的輪迴，就能往下一步邁進。

對付頑強體寒的終極絕招！

漢方的智慧

「什麼方法都用過了，但過一陣子又犯了。」
這樣的人就要試著從體質來調理。
東方醫學認為體寒衍生的不適
正是體內能量淤滯、不足的癥候。
這時得運用中藥或養生法，從體質根本改善。
以下就解說對體寒有直接療效的基礎中藥，
也教大家如何從舌頭判斷體寒類型，
並介紹因應各種類型的中藥及養生法。

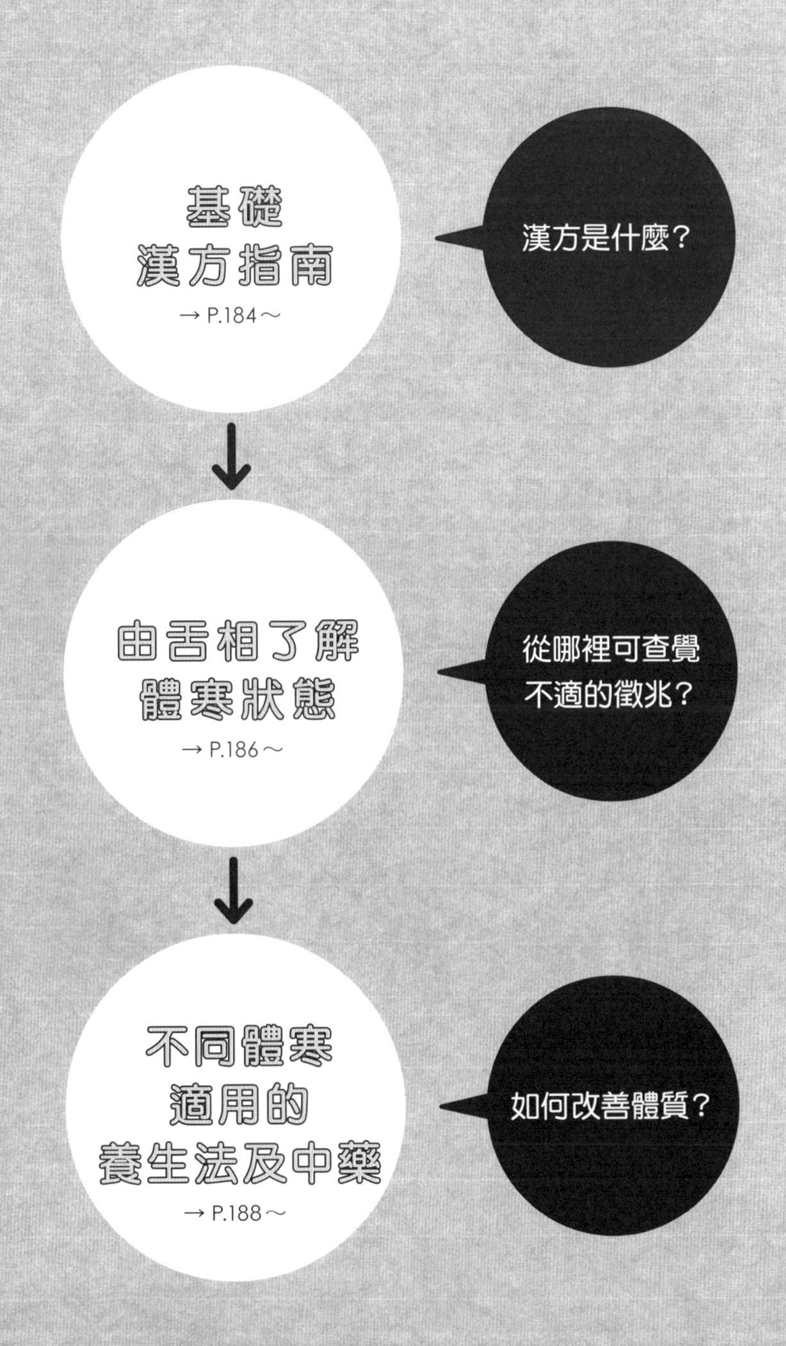
基礎
漢方指南
→ P.184～
漢方是什麼？
由舌相了解
體寒狀態
→ P.186～
從哪裡可查覺
不適的徵兆？
不同體寒
適用的
養生法及中藥
→ P.188～
如何改善體質？

各種方法都行不通就試試中藥

基礎漢方指南

「中藥要去哪裡買?」「中藥該怎麼選?」
現在就為剛接觸中藥的人解答一些簡單問題。

從體質改善體寒的中藥

嘗試過運動、按摩、飲食等方法，但過了一陣子又開始畏寒，這樣的人也許得從體質來改善了，這時就要仰賴中藥的功效。

中藥源自東方醫學，是以天然素材製作的藥材。西方醫學認為體寒不是病不須治療，但東方醫學認為體寒雖不是病，卻是會演變成疾病的「疾病蘊釀」階段，所以中醫會依體寒類型指導對應的養生法，並開立適合的藥方。

東方醫學認為人體內有營養循環系統、能量循環系統及水循環系統，當這三大系統循環不良、供給不足或失去平衡，身體就會出現不適。

中醫不會針對引發疾病的特定病菌，而是配合當下的身體狀態或原本的體質開藥，因此不侷限於特定的疾病或症狀，可從根本改善體寒。此外，因體寒導致的頭痛、肩頸僵硬及生理痛等不適也會隨著虛寒體質改善而舒緩。

如上所述，中藥對有體寒困擾的人真是一大福音，但大家心裡還是會有怎麼選擇、去哪裡買之類的疑惑吧?以下就向大家介紹中醫基本診療流程，並說明中藥的成分及副作用。

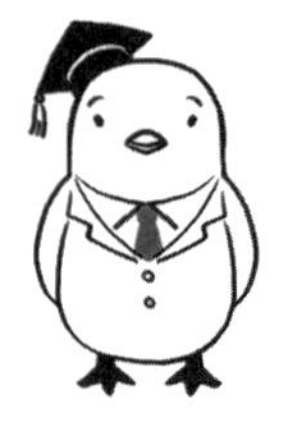

{ 如何取得藥方？ }

每個人都有自己所屬的體寒類型，如果不知自己是哪一類體寒，
就到中醫診所就診吧！

中醫師診療基本流程

1 問診

確認目前的症狀，患者尤其要清楚告知哪個部位發冷。

2 視診

從觀察體格、骨骼、眼睛、皮膚光澤或粗糙狀況等來診斷體質和身體狀況。

3 舌診

檢查舌頭，看看舌頭的顏色或光澤、舌苔的顏色與狀態，以及有無牙印等。

4 開立藥方，指導生活注意事項

依體質和症狀開立藥方，也會指導日常的養生之道。

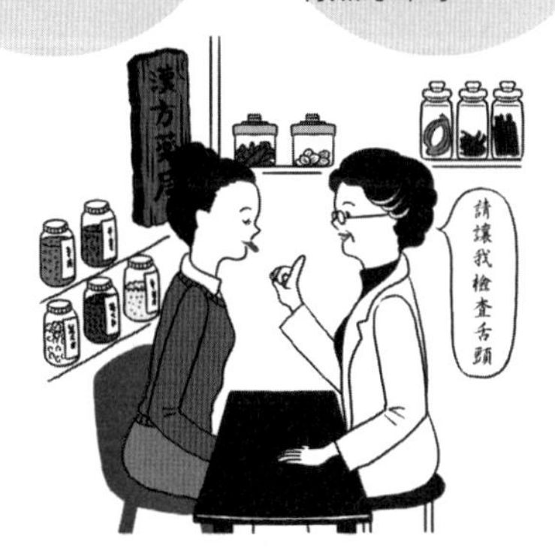

在中藥店也可拿到適合自己體質的藥方

除了中醫診所，有些中藥店裡有專業中醫師和取得執照的藥師，可依各人體質和身體狀況開立合適的藥方。在藥局也可買到科學中藥，但不知適不適合自己服用，所以建議去中藥店，中藥店還會提供生活上可改善體寒的忠告。

中藥 Q & A

有沒有副作用？

很少有副作用。如果服用後有胃脹、下痢等腸胃症狀，或出現蕁麻疹、疹子的過敏症狀，請先停止服用，並向中藥店等處諮詢。

中藥是用什麼做的？

中藥原料都是天然的植物、動物或礦物，也就是所謂的藥材，中藥就是由各種藥材組合而成。順帶一提，藥材中的「陳皮」就是橘子皮。

效果是否立見

真正感到效果的時間會因寒冷部位或體寒程度而有所不同，如果服用的中藥符合自己的體質，也可能會立即見效。

觀察「舌頭」判斷體寒狀況

反應身體狀況、每天都有微妙變化的舌頭是了解體內臟器狀態的線索，
東方醫學會利用「舌診」來診斷體寒狀況。

理想舌頭外觀

- 顏色：粉紅色到淡紅色
- 形狀：呈弧度平滑的橢圓形

特徵

顏色是美麗的粉紅色，表面有一層薄薄的舌苔，但不致於厚到蓋過舌頭本身的顏色，有適度的濕潤與光澤，舌頭中央膨膨軟軟的具有彈性。

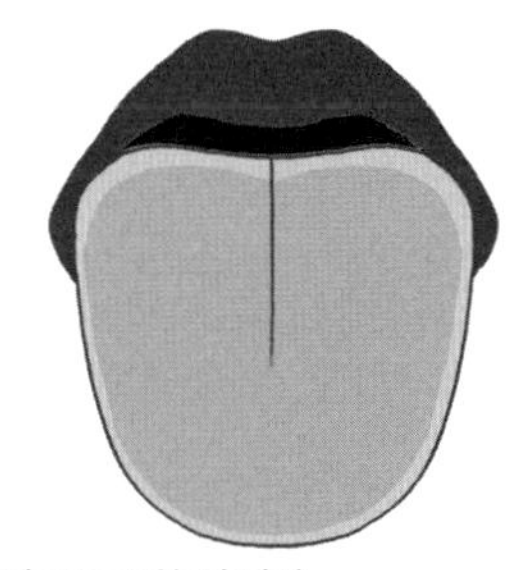

要訣就是在進食前觀察。花幾秒鐘的時間伸出舌頭，從舌尖到舌頭的2/3處快速檢查一下。因為有無變化可輕易看出，每天請在同一時間觀察。

〈檢查舌頭的訣竅〉

1 檢查舌尖到舌頭的 2/3 處。

2 在喝水、進食前檢查。

3 在沒刮掉舌苔的狀態下檢查。

身體的求救訊號會顯現在舌頭上

晚上喝太多啤酒，隔天早晨舌苔會變厚，感冒時舌頭會乾乾澀澀的，你遇過類似情況嗎？

中醫把舌頭比喻為「內臟的鏡子」，舌頭隱藏著消化器官失調、體寒或血液循環不良等訊息，因此東方醫學有檢查舌頭狀態、名為「舌診」的獨特診察法。診察要點除了觀察舌頭的顏色與外形之外，還要看看有無斑點或牙印。這種檢查自己也可輕鬆做到，請每天養成習慣檢查一下吧！

請先依據下頁的自我檢查說明，判斷體寒類型，然後參考對應各個類型的飲食運動養生指南及推薦藥方（見P.188）。請試試自己所屬類型的適用方法，從體質根本改善吧！

Check!

自我檢查舌頭　判斷體寒類型

只須觀察舌頭的顏色和形狀，是非常簡單的自我診斷法。
打勾最多的就是你的體寒類型。

C
舌苔厚

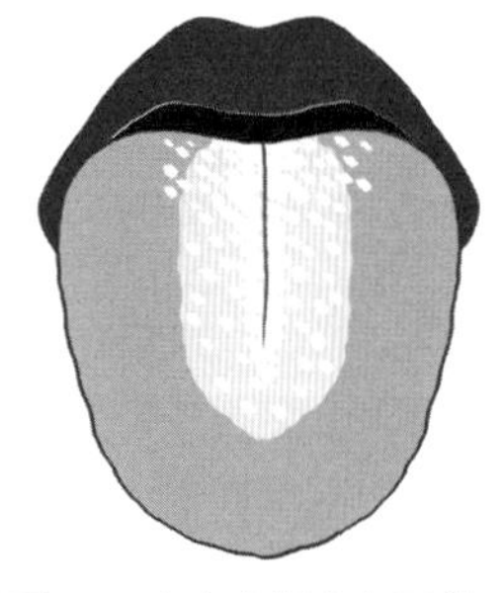

- 舌頭中央布滿白色舌苔
- 舌頭肥大
- 顏色為接近正常的淡粉紅

↓

水分代謝不良的體寒類型

胃腸本來就不好或吃太多生冷食物的人大多屬這一類。因為水分代謝不良，攝取的水分無法充分吸收排泄，導致體內有多餘水分囤積。

B
舌頭發白，有牙印

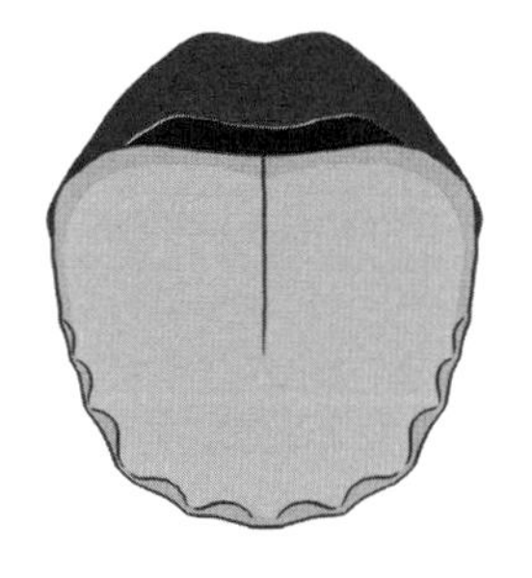

- 舌頭邊緣有牙印
- 伸出舌頭時，舌頭大到塞滿嘴角且沒有彈性
- 顏色呈淡粉紅色或發白

缺少溫暖身體的能量的體寒類型

查覺自己有體寒毛病並感到困擾的人大多屬於這一類。一旦發冷，身體就很難再暖和起來，而且還會有容易疲累、感冒、倦怠及體溫偏低的症狀。

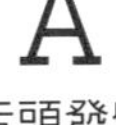

A
舌頭發紫

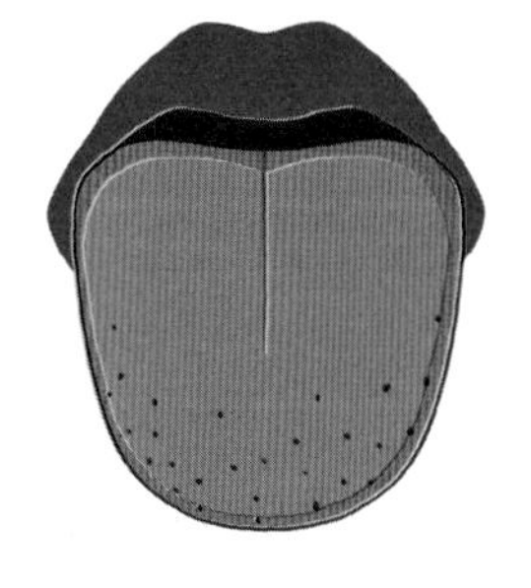

- 舌頭有些部分有紫色或褐色的斑點
- 舌頭下面靜脈蜿蜒分叉
- 顏色發紫或呈暗紅色

血液或養分循環不良的體寒類型

長時間伏案工作、平常不太活動的人大多屬於這類。因為血液循環不良而導致手腳冰冷，大腿內側、腳踝、臀部、腰部這些部位老是發冷。

各種體寒適合的養生法和藥方

想要身體不冰冷，就要配合體寒類型來養生。
以下是 A、B、C 三類型適用的飲食方法和有效伸展運動。

類型	運動	飲食
A 血液或養分循環不良的體寒類型	**腳踝曲伸運動** 最要緊的是活動身體促進血液循環。就算在公司裡也要避免久坐，每隔1小時就要起來走動一下。建議在桌底下做做曲伸腳踝的伸展運動。	**攝取辛辣食物，改善血液循環** 請好好運用薑、蒜、胡椒、肉桂、辣椒、芥末、花椒、咖哩粉等讓身體溫熱的食材或辛香料吧！夏季產的蔬菜大多會讓身體發寒，要多留意。
B 缺少溫暖身體的能量的體寒類型	**甩動手腳** 泡澡或坐在椅子上時放鬆肩膀、甩動手腳就可達到運動效果。這是氣功的動作，具有增強能量的作用。	**攝取穀類或性溫的蔬菜，讓腸胃運作順暢** 避免食用會降低消化吸收機能的生冷食物，刻意多吃有助消化的溫熱食物，以及可提升腸胃機能、促進代謝的穀類或豆類。
C 水分代謝不良的體寒類型	**兩腿上下開合** 呈大字型躺平，兩腿高舉，然後左右前後打開再併攏，如此反覆進行5次以上。這個動作會促進水分代謝，讓身體不易水腫或發冷。	**喝水有節制** 最重要的是少吃生冷食物，水則渴了再喝。即便在炎夏，就算是常溫或溫熱的飲料，也要一點一點慢慢地喝。

* 和西藥一起吃可能會有副作用，為了安全起見，最好還是詢問家庭醫生或藥劑師。

中藥

● 當歸芍藥散

可促進血液循環、溫暖身體，改善貧血症狀。因為可調節荷爾蒙分泌，對經期不順、更年期症狀等婦科問題也有幫助。

● 婦寶當歸膠

以當歸為主的9種藥材配製而成，具有促進血液循環、暖和身體的效果，可改善女性特有毛病。

● 溫經湯

適合體力差、嘴唇乾燥的人。可改善血液循環、溫熱手腳，讓全身暖和，也有調節荷爾蒙分泌的效果。

● 桂枝茯苓丸

適合體力較好的人。可促進血液循環，改善體寒造成的頭暈，對經期不順、生理痛和肩頸僵硬也有幫助。

● 八味地黃丸

對老人手腳及下半身冰冷很有效。可舒緩腳部和腰部的疼痛與發麻，也可改善夜間頻尿、口乾舌燥和全身倦怠。

● 十全大補湯

以當歸、地黃等10種藥材配製而成。具有滋補強身的效果，適合因體寒導致貧血傾向、氣色不好、腸胃消化不良的人。

● 補中益氣湯

可讓虛弱的腸胃活動力變好，恢復體力。這帖藥也會在生病後、手術後用來增強體力。適合手腳常常發冷、精力不足的人。

● 苓薑朮甘湯

下半身嚴重發冷並伴隨疼痛時適用。適合體力差、尿量多或頻尿的人。可溫暖身體，緩解腰部寒冷、疼痛的不適。

● 五苓散

可排出體內多餘水分，特別適合嚴重的下半身冰冷，也可緩解過度飲用冰涼飲料的夏季體寒和水腫。

● 苓桂朮甘湯

適合身體虛弱、胃部有水分囤積、一肚子水的人。除了可緩解上半身寒冷，也可改善頭痛、暈眩、心悸和氣喘。

監修者名單

集結33名專家暨三大機構的寶貴經驗與智慧！

本書介紹的祛寒方法，乃由33位專家與三大研究機構熱心提供。感謝他們本著各自專業，傳授有效簡單的祛寒方法與智慧。

※排序依照書中內容的出現順序，敬稱省略。

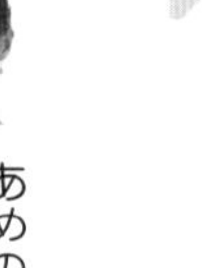

あめのもり ようこ（Ycko Amenomori）
運動設計者／健康運動指導士／健康科學諮詢師
➜P.6．36～39

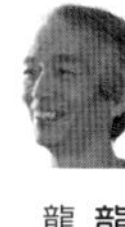
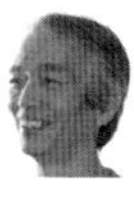

龍村 修
龍村瑜珈研究所所長 ➜P.7．58～59

班目 健夫
青山班目醫院自律神經免疫治療研究所院長／醫學博士
➜P.8．28．64～65．70～71．101～103．130～131

鈴木 敦
花王株式會社 第二事業部個人健康護理用品研究開發室室長 ➜P.9．68～69

島袋 都子
國際中醫藥膳師／沖繩食材研究專家／營養師
➜P.10．96～97

邱 紅梅
中醫師／於桑榆堂藥局提供漢方諮詢
➜P.11．15．30．70～71．87～88．98～99．114．116．170～175．184～189

日比野 佐和子
日本抗加齡醫學會專門醫師（專研抗衰老）／廣尾RScience醫院院長 ➜P.12．29．106～107

檀上 曜
造型師 ➜P.13．115．118～123

室谷 良子
日本足部保健協會講師 ➜P.14．134～135

大庭 史榔
姿勢保健均整師／赤坂整體院院長 ➜P.26．46～49

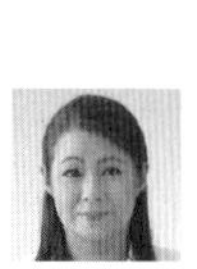

赤澤 純代
醫學博士／金澤醫科大學綜合內科準教授／金澤醫科大學醫院 多學科醫療部 女性綜合醫療中心副主任
➜P.26．56～57

FOOTCARE LAB
➜P.27．80～81

石原 新菜
石原醫院副院長 ➜P.27．94～95

金子 エミ（Emi Kaneko）
內衣模特兒／內衣美容研究家 ➜P.27．80～81

石原 結實
石原醫院院長／醫學博士 ➜P.28．100．104～105

松村 圭子
成城松村醫院院長／日本婦產科學會專門醫師
➜P.30．150～151．155．159～160

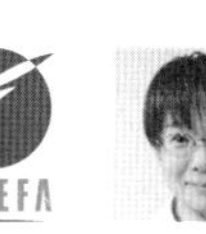
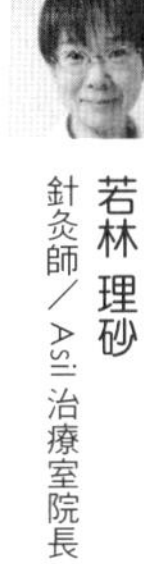
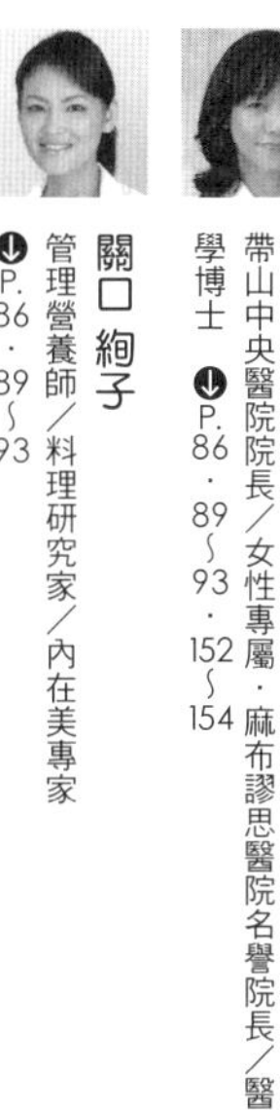
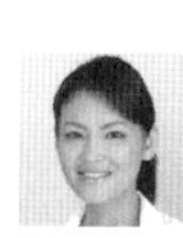
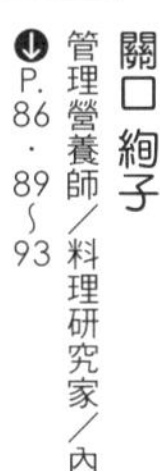
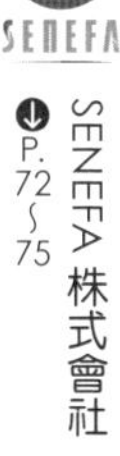

中村格子
整形外科醫師／醫學博士／運動醫學師／Dr. KAKUKO運動診療院院長 ↓P.40～41

伊藤剛
北里大學東洋醫學綜合研究所臨床準教授 漢方針灸治療中心副主任 ↓P.42～45

キミ（Kimi，今津貴美）
Studio Yoggy 瑜珈教室執行長 ↓P.50～51・176～177

蓮村誠
馬哈里西南青山首席門診院長／醫學博士 ↓P.60～61

神藤多喜子
Wellness Life 研究所所長／助產師 ↓P.62～63

福田千晶
醫學博士・健康科學諮詢師／日本東洋醫學會專門醫師／日本醫師會認定運動保健醫師 ↓P.66～67

若林理砂
針灸師／Asii 治療室院長 ↓P.76～79

SENEFA 株式會社
↓P.72～75

渡邊賀子
帶山中央醫院院長／女性專屬・麻布診思醫院名譽院長／醫學博士 ↓P.86・89～93・152～154

關口絢子
管理營養師／料理研究家／內在美專家 ↓P.86・89～93

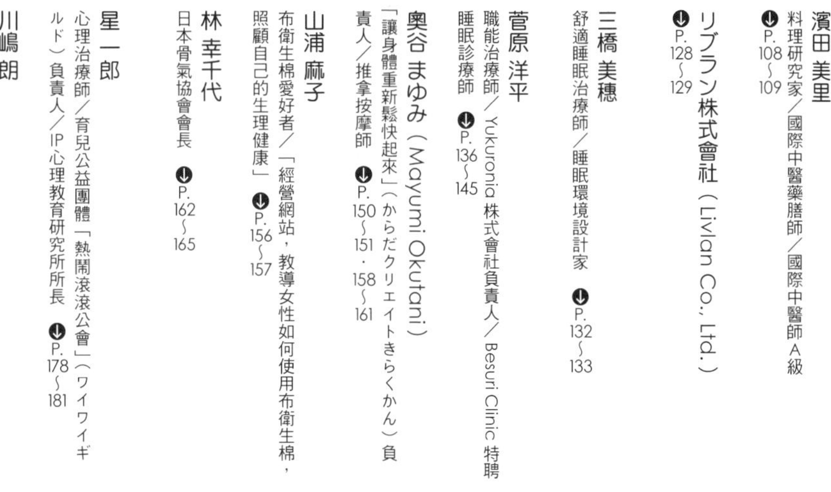
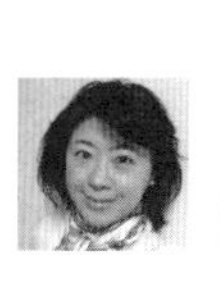
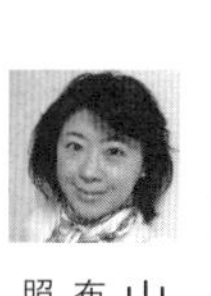
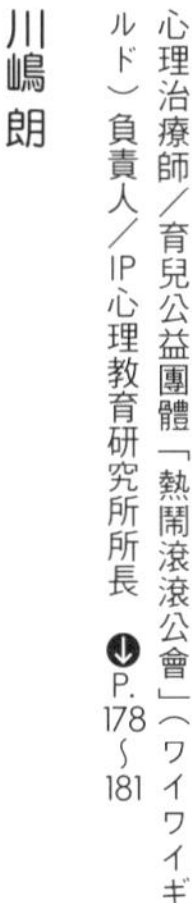
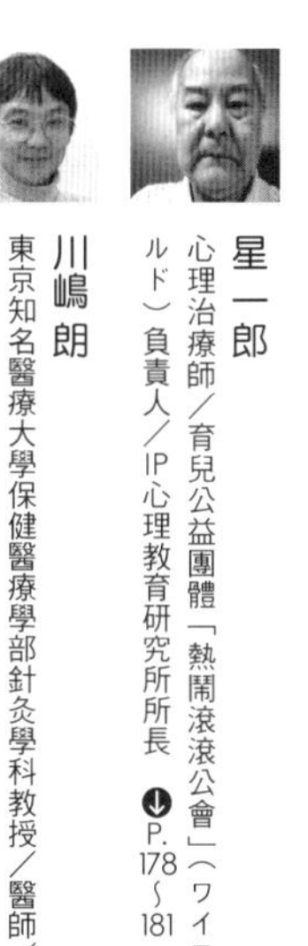

濱田美里
料理研究家／國際中醫藥膳師／國際中醫師A級 ↓P.108～109

リブラン株式會社（Livlan Co., Ltd.）
↓P.128～129

三橋美穗
舒適睡眠治療師／睡眠環境設計家 ↓P.132～133

菅原洋平
職能治療師／Yukuronia 株式會社負責人／Besuri Clinic 特聘睡眠診療師 ↓P.136～145

奧谷まゆみ（Mayumi Okutani）
「讓身體重新鬆快起來」（からだクリエイトきらくかん）負責人／推拿按摩師 ↓P.150～151・158～161

山浦麻子
布衛生棉愛好者／「經營網站，教導女性如何使用布衛生棉，照顧自己的生理健康」 ↓P.156～157

林幸千代
日本骨氣協會會長 ↓P.162～165

星一郎
心理治療師／育兒公益團體「熱鬧滾滾公會」（ワイワイギルド）負責人／IP心理教育研究所所長 ↓P.178～181

川嶋朗
東京知名醫療大學保健醫療學部針灸學科教授／醫師／醫學博士 ↓祛寒益智問答❶、❷、❸、❺、❻、❼

山口勝利
全國體寒症研究所所長／理學博士／柔道整復師／針灸師／全日本體寒治療協會會長 ↓祛寒益智問答❹、❽、❾、❿、⓫、⓬、⓭、⓮、⓯、⓰

※本書是以雜誌《身體的書》於2000年12月17日至2015年12月17日的刊登內容彙編而成。

國家圖書館出版品預行編目（CIP）資料

祛寒治百病：33位日本專家傳授73個暖身對策，讓你體溫升高，免疫力、代謝力、消化力、睡眠力、生育力、精神力一次升級 / ORANGE PAGE 著；婁美蓮譯．-- 初版．-- 新北市：出色文化，民107.01
面； 公分
ISBN 978-986-95379-3-3(平裝)
1. 健康法

411.1 106024233

祛寒治百病

本当にすごい冷えとり百科

作　　者－ ORANGE PAGE
譯　　者－婁美蓮
社　　長－陳純純
編　　輯－謝佩親
審　　定－張維新
封面設計－陳姿妤
整合行銷－孫祥芸
行銷企劃－陳彥吟
法律顧問－六合法律事務所　李佩昌律師

出版・台灣地區－出色文化出版事業群・出色文化
新北市新店區寶興路 45 巷 6 弄 5 號 6 樓
電話：02-8914-6405　傳真：02-2910-7127
劃撥帳號：50197591　E-mail：good@elitebook.tw

內頁排版－上承設計有限公司
印　　製－皇甫彩藝印刷股份有限公司
初版一刷－ 2018 年 1 月
定　　價－ 320 元

◎欲利用本書全部內容或部份內容者，須徵求同意或書面授權。洽詢電話 (02)8914-6405
◎版權所有・翻印必究
本書如有缺頁、破損或裝訂錯誤，請寄回經銷商更換

版權聲明
HONTOUNI SUGOI HIETORI HYAKKA
Copyright© ORANGE PAGE
Chinese translation rights in complex characters arranged with The Orangepage,Inc.
through Japan UNI Agency, Inc., Tokyo